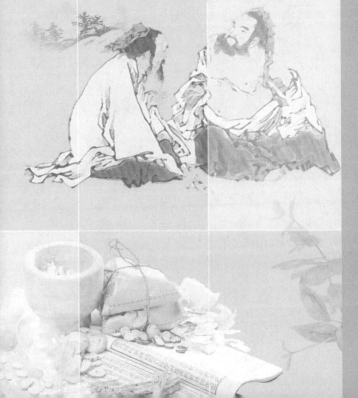

神针

杨建荣/主编

科|普|新|说|丛|书

妙灸

葛林宝 陈春艳／编著

上海科学普及出版社

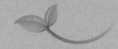

科普新说丛书编辑委员会

主　编

杨建荣

编辑委员 （以姓名笔画为序）

王凡立　　卞毓麟　　沈丕安　　赵卫建　　葛林宝

《神针妙灸》

编　著　葛林宝　陈春艳

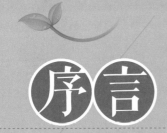

序言

　　科技创新与科学普及恒久为创新发展坚实的左膀右臂。倘说科研是智慧战场中的突击队和尖刀兵，那么科普则可有效夯实全民科学基础，为创新发展提供源源不断的后备军。当前我国正在积极建设创新型国家，科技创新和科学普及齐头并进，正是实现从制造型国家向创新型国家顺利转型之关窍。

　　上海的科普发展始终走在全国的前列。"十二五"期间，上海市具备科学素质的公民比例达18.71%，位居全国各省市之首。"十三五"期间，更力争向25%的目标迈进。培养和提高公民科学素质已成为当前中国社会发展的迫切需要，也是上海科技创新中心建设的基石。科学素质的提高是一个多渠道的终身过程，而科普知识的高效传播则是培养和提高公民科学素质的重要抓手和途径之一。

　　自2012年始，上海科技发展基金会与中国电视唯一读书频道联合推出国内首档电视科普系列讲坛类节目——《科普新说》。节目力邀国内知名专家、学者、权威人士精辟解读科普知识，内容涉及天文、地理、医学、养生保健、食品安全、人文礼仪等方面的知识。截至目前，该节目已于全国多家电视台播放，好评如潮，收视率名列前茅，品牌效应显著。随着相关视频音像的出版发行，《科普新说》已成为丰富群众精神生活、提高公众科学素质的优秀科普资源。

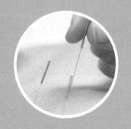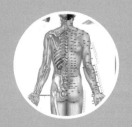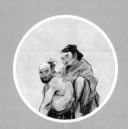

为了更好地衍生优秀科普资源影响效应，满足群众对于相关领域进一步探求的需要，上海市科学技术协会、上海科技发展基金会和上海科学普及出版社在与《科普新说》部分主讲嘉宾深入沟通后，撷取精华，在此基础上丰富主讲专题内容，联合推出"科普新说丛书"。

2017年，丛书之一辑《灵验小药方》《中华本草》《养生药膳》已经面世。即将出版的《神针妙灸》编著者葛林宝为著名中医针灸专家，海派中医"杨氏针灸"创始人杨永璇先生的关门弟子，潜心研究针灸学40余年，临床经验丰富。感师恩，扬师德，传医术，弘扬中医传统文化，让"中华名针"誉满全球。

"科普新说丛书"从策划到编辑，一是注重内容的扎实可靠，丛书由专家学者深入阐发，科学性强，权威性高；二是兼顾科普书籍的可读性及趣味性，部分章节穿插中药小常识和中医典故，务求通俗易懂，明白晓畅，让具有初中文化程度以上的读者一目即可了然；三是结合当代阅读方式，附有二维码，让读者在纸质读物与新媒体界面的切换中得到全新的阅读体验，与名老中医抑或其他专家学者得以"面对面"地交流；四是丛书全彩印刷，图文并茂，希望读者因此对药材、药方、药膳等的感受更为直观。

科学技术大力普及、公民科学素质整体提高不仅是上海市委对上海市科学技术协会的要求，更是整个上海发展所要建立起的孜孜以求之目标。

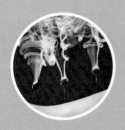 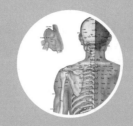 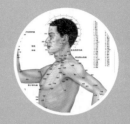

而出版社作为文化企业，承担着传播和普及科技文化知识的重要责任，力求为广大读者提供普及程度高、覆盖面广，同时又颇有分量的科普图书，搭建起知识流动的桥梁。相较以电视为载体的《科普新说》节目，以纸质为载体的"科普新说丛书"相信会具有更长久的生命力以及更深远的文化传播意义。

上海市科学技术协会、上海科技发展基金会和上海科学普及出版社衷心希望本丛书一方面能满足群众对科普知识的求知欲，另一方面能以科学的生活方式为指导，与实际生活相对接。在讲科学、爱科学、学科学和用科学的良好氛围的引导下，将科普种子广撒播、入人心，进一步助推公民科学素质的提高。

杨建荣

2018 年 8 月

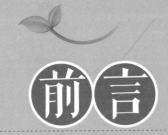

前言

中国要成为科技强国，必先普及科学技术教育。针灸作为中华文明奉献于世界文明的瑰宝，早在2010年11月联合国教科文组织内罗毕会议上，就被列为非物质文化遗产。世界认可了针灸，我们就更应普及。有趣的是，人们对传统的中医药可能还存有一些争议，但对针灸的科学性的认识是比较一致的。针灸在大量的临床基础上，还有着实验研究，以及可以重复进行的实验。很多针灸研究还推动了相应学科的发展，如对针刺麻醉的研究推动了神经生理学的研究。

涉足针灸领域后，我们总会有一个自然而然的问题：针灸和药物治疗的区别在哪里？对于这个问题，笔者总结为：针灸属于调整疗法，药物属于对抗疗法。针灸疗法具有独特的双向良性的调整作用，所谓双向，就是指通过针灸可以使亢奋的病理状态恢复到正常状态，也可以使低下的功能状态恢复到正常状态。简言之，也就是达到"阴平阳秘"的状态。所谓良性，是指调整的幅度是在人体的正常水平幅度中进行，也就是针灸不会出现"过犹不及"的状态。当今社会，人们对药物不良反应更为重视，随着老龄人口的日益增加，推广针灸疗法显得更富有现实意义。

针灸疗法的优点很多，有几点特别应予以叙述。首先，针灸治疗的适应证非常广，有文献统计的已超过400种。1996年世界卫生组织建议的针灸适

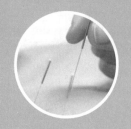 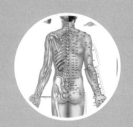 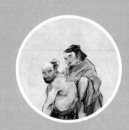

宜病症就有64种，包括头痛、面瘫、偏瘫、高血压、膀胱功能失调、抑郁等。其次，针灸疗法和其他疗法存有互补性，即针灸对一些疑难杂症有非常好的疗效。再次，针灸治疗还具有方便性。经过训练，掌握一些穴位，即可运用。

笔者从事针灸的临床、教学和科研已有40余年。幸运的是，能够得到全国著名中医针灸专家杨永璇的教诲，也参与了中国针灸学会、上海市针灸学会以及曙光医院、岳阳医院、上海市针灸经络研究所和上海市气功研究所的相关针灸学科的建设工作，得到颇多支持，出版了《针灸临床与研究》《循经刮痧疗法》《杨永璇中医针灸经验选》等著作。在多年的临床中，对于针灸治疗神经系统、消化系统疾病，如中风、头痛、面瘫、泄泻等病症颇有心得，并深感针灸的科普工作有待加强，以使针灸进一步弘扬，"大道不孤"，使今人能得益于古人的智慧。

得到上海市科学技术协会、上海科普发展基金会的支持和邀请，笔者录制了《科普新说》中关于针灸"奇妙的穴位治疗方法""灸法的奇妙功效"相关内容，在全国百余家电视台放映，社会反响良好。基于对该节目的反响，基于上海市针灸学会在针灸科普方面的工作，基于我们在上海市老年大学针灸教学的经验，基于我们在近百场的社区针灸教学中的体会，进一步整理和编写，使得深奥的针灸学术能以较为浅显的方式表达，而成是书。

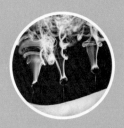 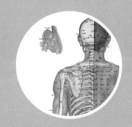 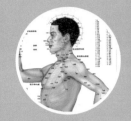

　　我们常言的针灸实际上是针刺和灸法的统称，当然针灸疗法还包括穴位按摩、拔罐、穴位敷贴等，以经络和穴位应用为基础治疗方法均可归入。本书从针刺和灸法的起源、发展而开始论述。概述了经络理论，选择较为常用的29个穴位，以人体的部位而展开论述。又从常用的针法灸法入笔，谈到针刺和灸法的原理，最后则论述了针灸的海外传播。沿用针灸长期教学而形成的体例，且图文并茂，以能看图辨穴，方便应用。

　　阅读本书后，希望读者可以对中国的针灸学术有一个大致的了解，以能对症用穴和对症用法，方便自己，方便亲友。在取得效果后，更能由衷感叹中医文化的博大，从而激发对中华文化的进一步热爱。

葛林宝

2018 年 8 月

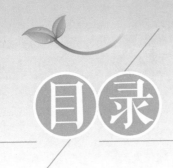

目录

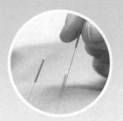
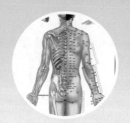
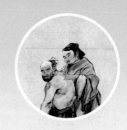

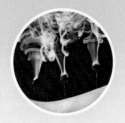 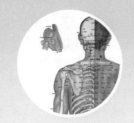 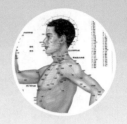

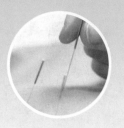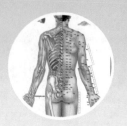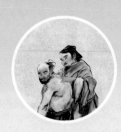

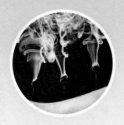
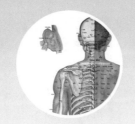
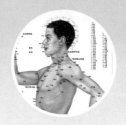

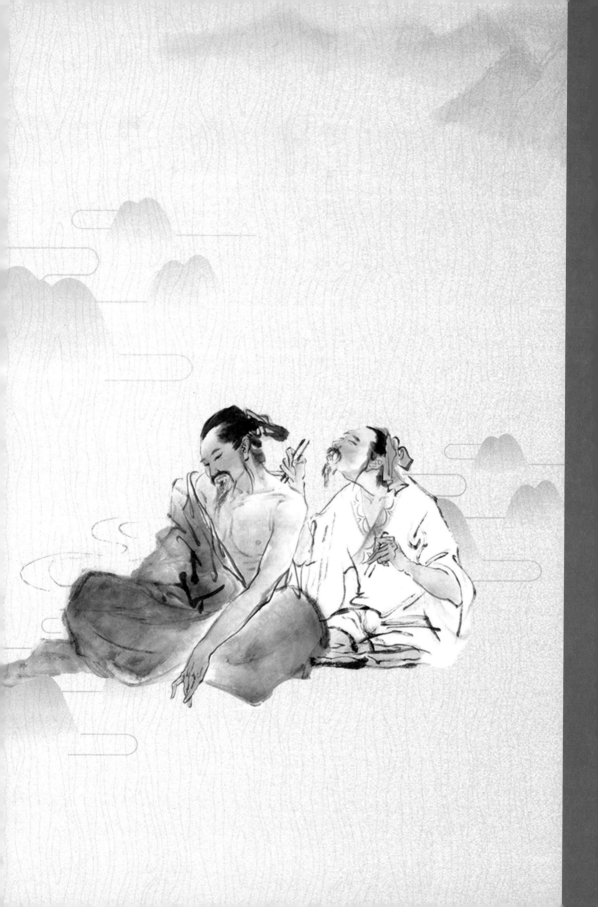

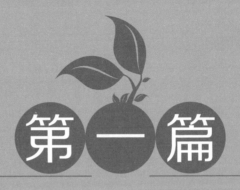

第一篇

源远流长

　　我国针灸的历史悠久，可以先从针灸针走近针灸。针灸针是针灸治疗最重要的工具之一，也是中国人在医疗器械上的一大发明。

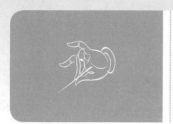

从石针到钢针

| 以石治病渊源深 |

我国针灸的历史悠久，可以先从针灸针走近针灸。针灸针是针灸治疗最重要的工具之一，也是中国人在医疗器械上的一大发明。现在通常把针灸针称作毫针，但也有人称为金针或银针。后面两种叫法也有一定道理，在后文会有所阐述。

最早的针具是用石头制作的，古人称为砭石，又称砭针。按照东汉许慎《说文解字》解释，砭是"以石刺病"的意思，所以砭针也就是石针。尽管在我国的古代书籍中多处提到过这种针具，但是真正的实物则是我国考古工作者于 1963 年在内蒙古自治区多伦旗头道洼新石器时代遗址上发现的。那是一根经过磨制加工的石针，长度为 4.5 厘米，一端有尖锋，一端则为扁平有弧形的刃，中间略扁有四条棱，治疗时可以用拇、示二指挟持中间，一端用来刺入体内，另一端则用以切割肌肤，一针可作两用。经考证，这根石针已经有 4 000 年至 1 万年的历史。后来又发现了多根形状不同的石针，证明至少在新石器时代我们的祖先就开始用针刺治病。

随着青铜时代的到来，又出现了铜制的针具。1978 年在内蒙古自治区达拉特旗的树林召公社出土的一批古代铜器中发现了一根青铜针，其形状、大小和头道洼石针十分相似，经考证，这根铜针可能是战国至西汉时期的器物。但据专家学者推测，青铜制造的针具在我国历史上只是昙花一现，并没有得到广泛的推广应用。

除用青铜外，古人还应用重金属金银来制造针具。1968 年，考古工作者在葬于公元前 113 年的河北满城西汉刘胜墓中发现了四根金针和五根银针。在当代，用真金白银打造针灸针仍是奢侈之举，更不要说 2 000 多年前的西汉时期。尽管它只是当时达官贵人治疗所用，不可能惠及平民百姓，但也能说明当时对治疗疾病的针具的重视。不过，值得一提的是，后人说的金针或银针，一般是指金属制作的针具，并不一定是用真正的金银来制作的。

战国到西汉时期，生铁冶炼熟铁的技术大大提高，出现了铁制针具。铁的价格较低廉，同时制作也较为精细，不像石针那么粗糙。因此，铁制针具不仅迅速得到推广，而且在针的种类上有了突破性发展，这就是在我国医学经典《黄帝内经》中记载的"九针"。所谓九针，是古人根据操作方法和应用范围的不同所研制出来的九种不同形状的针具，分别为镵针、员针、鍉针、锋针、铍针、员利针、毫针、长针、大针。其中，镵针主要用于浅刺，由于形状像箭头，又称为箭头针，到现代发展成皮肤针，又叫梅花针；员针和鍉针是一种用于体表按压、揩摩用的针具，和其他针具不同，不刺入体内，仅在体表进行刺激，后代虽有所改进，如将鍉针改制成推针等，但在针灸临床上已经很少应用；锋针是主要用于点刺出血的一种针具，现代已发展成三棱针；铍针因头部形状如同宝剑的剑锋，又被称为剑针，后来成了外科的治疗工具；员利针现在已不多用；九针之中应用最为广泛的是毫针，也是目前针灸临床上使用最多的针具；而长针实际上是将毫针加长，后来发展成芒针；大针则是将毫针加粗，用火烧热后进行针刺，又称为火针。

铁制的针并非十全十美，也有一些缺点。首先是柔软度不够，容易断针在体内，造成事故，在元明时期的针灸著作中记载了不少取断针的方法。其次，铁针容易生锈，针刺后会造成感染。为了解决断针问题，古人经过反复试验，发现用马衔铁制作针具较为理想，其质地柔韧，且愈久愈软。为了预防感染，古人还研制出煮针法，明朝著名针灸家杨继洲的《针灸大成》中有详细介绍。

别具特色的新针具

进入近现代，特别是近半个多世纪以来，科学技术的迅猛发展，针具有了前所未有的发展。

首先是对传统针具的革新。在制作材料上，已被不锈钢所代替。不锈钢柔韧性好，可以制成不同规格的粗细不等的且适用于全身各个部位治疗的针具，小到细如发丝的毫针，粗到如结毛线针样的巨针。同时，不锈钢不会生锈，还可以在高温高压下彻底消毒，因而成为最为理想的针具。近年来，用环氧乙烷消毒的一次性灭菌针灸针得到进一步推广。在针具种类上，除了使用最广泛的毫针外，还研制出不同样式的皮肤针、不同规格的三棱针等，并对古人的九针进行改造，开发出新九针。

其次，在传统的针具上增加一些新的内容，成为一种新的针具。如临床上应用十分广泛的电针，即传统的毫针加上现代电针仪；毫针加上微波针仪的微波针；毫针加上磁场的磁针等。

还有一个方法，即将西医的一些医疗器械用于针灸临床，成为新的针具。如用注射器装上中西药液或消毒过的空气，按针刺的方法刺入穴位，待有酸胀等感觉后，将药液或空气注入，取得针刺和药物（空气）的双重治疗作用。另如，用一种叫共鸣火花的西医理疗器械，对穴位表面进行刺激，对不少病症有明显的疗效。

更引人注目的是，现代还开发出了不少别具特色的新针具。其中较为突出的是激光针具，它具有无损伤、无疼痛、安全有效的特点，更易为患者特别是小儿和惧针患者所接受。此外，还有主要用于皮肤癌症治疗的电热针、用于一些疑难杂症的冷冻针等。

随着针具的不断发展，针灸的疗效有了明显的提高，而且治疗的病症日益广泛。

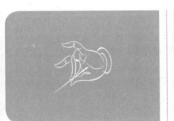

艾烟袅袅话古今

最古老的非药物疗法

灸法，是指应用高温（主要是艾绒或其他物质燃烧后产生的温热）作用于人体的穴位或特定部位，从而达到预防或治疗疾病的一种疗法。和针刺法一样，灸法也是我们中华民族独创的最古老的非药物疗法之一。关于灸法的起源，虽然还缺少确实可靠的资料来印证，但是目前多数学者认为，这一疗法的出现不会晚于原始社会。根据近代考古学研究证明，早在距今约170万年的元谋人时代，我们的祖先就已懂得用火；距今约60万年的北京人则已长期用火。先人们在用火过程中，可能因偶尔不慎灼伤，结果却使身体另外一部分的病痛意外减轻或痊愈，在多次的重复体验后，便开始以烧灼之法来治疗一些病痛，灸法由此产生。

最早在医学书籍中记载灸法的是我国湖南长沙马王堆出土的汉朝帛书《足臂十一脉灸经》和《阴阳十一脉灸经》，距今约有2 300年。而在更早的非医学书籍中，也已有不少灸法的记述。《左传》中提到，公元前581年名医医缓在给晋景公诊病时曾说过，"攻之不可，达之不及"，其中"攻"字，一般作"灸法"之解。非医药文献中最早提及"灸"字的则见于《庄子·盗跖》之"丘所谓无病而自灸也"。《孟子·离娄》还有艾灸"今之欲王者，犹七年之病，求三年之艾也"之说。这些都证明，灸法在我国的普遍应用至少在2 300年至2 500年以上，因此，灸法的产生早于方药，就针灸而言，灸法可能更先于针法。

《黄帝内经》更是把灸法作为一个重要的内容进行系统介绍，强调"针所不为，灸之所宜"。指出灸法源"从北方来"，说明灸疗的产生与我国北方人居住条件、生活习俗和发病特点有关。三国时期曹操的儿子曹翕撰写的《曹氏灸方》是我国第一部灸法专著，共有七卷，可惜该书已经佚失。

灸法在我国两晋南北朝至唐宋时期最为兴盛。《南史·齐本记》记载，有人自北方学得灸术，因治有效验，迅速推广，一时间在都城中大为盛行，被称为"圣火"，皇帝为此还下了诏书禁止这一提法，但也难以控制其传播。这一时期，值得一提的有几位医家，一位是晋朝的葛洪，他是我国最早的化学家，也是著名的医学专家，其《肘后备急方》中大量收集了当时及前人治之有效而又简便易行的灸法处方。全书共有针灸处方109条，而灸法处方就占94条之多。葛洪的夫人鲍姑是我国历史上第一位女灸师。另一位是唐朝名医孙思邈，在其著作《备急千金要方》和《千金翼方》中，不仅载述了大量治疗各种疾病的灸法，还首次提到用灸法来预防疾病，并指出，如果到吴（江南）或蜀（四川）等当时较为偏远的地方去做官，"体上常须三两处灸之，勿令疮暂瘥，则瘴疠温疟毒气不能着（伤）人也"。

在我国甘肃敦煌藏经洞的各类遗书中，还有我国首部人体穴位灸法图谱《灸法图》和《灸经明堂》，其作者及成书年代不清，但据文体和内容来看，应该是唐朝或更早期的作品，目前收藏在英国伦敦的大英博物馆中。

唐宋时期，由于灸法的普及，还出现了以施行灸法治疗为业的灸师。如唐朝文学家韩愈《谴疟鬼》诗中写道："灸师施艾炷，酷若猎火围。"生动地描绘了大炷艾灼的场面。宋朝画家李唐还专门画了灸师具体操作的《灸艾图》，除灸师专门掌握施灸技术外，鉴于当时盛行灸法，民间百姓也热衷此法。著名诗人白居易曾写下了"至今村女面，烧灼成瘢痕"的诗句。据传，皇家也深谙灸法。宋太宗有次得急病，当皇帝的哥哥宋太祖"往视之，亲为灼艾"，由此说明了灸法在唐宋之际流传之广。

明清时期，我国医家在继承前人灸法的基础上，又进行了大胆的改革与创新，产生了艾条灸、雷火神针、桃枝灸、桑枝灸、药锭灸等新的灸法，其中以艾条灸应用最广，仍是现代最主要的灸法之一，有关灸法的书籍大量出版。清朝中后期，针灸疗法的发展曾有过波折。清朝道光皇帝在位的第二年，提出"针刺火灸究非奉君之所宜"，要求太医院等官方机构废止针灸，导致整个针灸学的衰落。但是，由于灸法简便易行，安全效佳，经济实用，深受黎民百姓的欢迎，故在民间仍广泛流行，灸法不但得以保存，还得到了一定的发展。

自20世纪50年代起，灸法又开始引起医学界的注意，近半个多世纪以来，灸治方法的发展主要有两大方面。一方面是继承发掘传统的行之有效的灸法，并对其他民族的灸疗进行验证和推广，如流行于广西壮族民间的药线灸，应用于多种常见或难治病症，效果显著。另一方面则是结合现代科学技术创制新的灸疗方法，如激光灸、冷冻灸、电热灸等，还有各种灸疗仪器如药灸器、中频灸疗仪、固定式艾条熏灸器、近红外灸疗仪等。目前，灸法已广泛用于保健、预防、治疗和康复各个领域。据统计，单纯用灸或以灸为主治疗的病种就达两百余种，我国传统灸法重新焕发出青春活力。

│ 多样灸法各显神通 │

按照施材进行分类，可分为艾灸和非艾灸。临床上一般以艾施灸，将干燥的艾叶除去杂质捣碎成细软的艾绒，贮藏备用。

艾灸分有艾炷灸、艾条灸以及温针灸、温灸器灸等其他艾灸法，详见下文。

艾炷灸

艾炷，是指用手捏紧的圆锥形艾绒，小者如麦粒大，中者如半截枣核大，大者如半截橄榄大。艾灸时每燃烧一个艾炷，称为一壮。

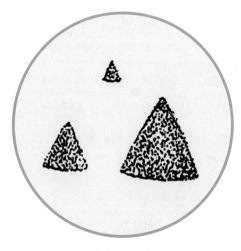

不同大小的艾炷

直接灸

直接灸，是将大小适宜的艾炷直接放在皮肤的穴位上进行施灸。若施灸时将施灸部位的皮肤烧伤化脓，那么愈后会留有瘢痕，则称为瘢痕灸。若不使施灸部位的皮肤烧伤化脓，不留瘢痕者，则称为无瘢痕灸。

1. 瘢痕灸

瘢痕灸又名化脓灸。施灸时先将所灸穴位涂以少量的大蒜汁以增加黏附和刺激作用，然后将大小适宜的艾炷置于穴位上，再用火点燃艾炷进行施灸。每壮艾炷必须燃尽，除去灰烬后，方可易炷继续再灸，待规定壮数灸完为止。施灸时由于火烧灼皮肤，可产生剧痛，此时可用手在施灸的穴位周围轻轻拍打，借以缓解疼痛。在正常情况下，灸 1 周左右施灸部位化脓形成灸疮，待 5 ～ 6 周后灸疮自行痊愈，结痂脱落后而留下瘢痕。临床上常用于治疗哮喘、肺结核、瘰疬等慢性疾病。

2. 无瘢痕灸

无瘢痕灸又名非化脓灸。施灸时先在所灸穴位涂以少量的凡士林以使艾炷便于黏附，然后将大小适宜的艾炷置于穴位上点燃进行施灸，当艾炷燃剩 2/5 或 1/4 而患者感到微有灼痛感时，即可易炷再灸。若用麦粒大的艾炷施灸，当患者有灼痛感时，医者可用镊子柄将艾炷熄灭，然后继续易炷再灸，待规定壮数灸完为止。一般应灸至局部皮肤红晕、不起泡为度。因其皮肤无灼伤，故灸后不会化脓，不留瘢痕。一般虚寒性疾病可用此法。

间接灸

间接灸也叫隔物灸，是用药物将艾炷与施灸穴位的皮肤隔开进行施灸的方法，如隔姜灸、隔蒜灸、隔盐灸、隔附子灸等。

1. 隔姜灸

明朝杨继洲的《针灸大成》中记载："灸法用生姜切片如钱厚，搭于舌上穴中，然后灸之。"之后在明朝张介宾的《类经图翼》中提到，治疗痔疾应"单用生姜切薄片，放痔痛处，用艾炷于姜上灸三壮，黄水即出，自消散矣"。此外，在清朝吴师机的《理瀹骈文》和李学川的《针灸逢源》等书籍中亦有载述。

临床上常用艾炷隔姜灸。将鲜生姜切成直径 2 ～ 3 厘米，厚 0.2 ～ 0.3 厘米的薄片，中间以针穿刺数孔，上置艾炷放在应灸的部位，然后点燃施灸，当艾炷燃尽后，可易炷再灸。一般灸 5 ～ 10 壮，以皮肤红晕、不起泡为度。此法适用于虚寒病证，对呕吐、腹痛、泄泻、痛经和风寒湿痹等疗效较好。

由于取材方便、操作简单，隔姜灸已成为最常用的隔物灸法之一。灸治方法与古代大体相同，亦有略加改进的地方，如在艾炷中增加某些药物或在姜片下面先填上一层药末，以加强治疗效果。

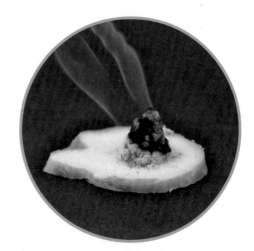

隔姜灸

2. 隔蒜灸

隔蒜灸又称蒜钱灸。首载于晋朝葛洪的《肘后备急方》，隔蒜灸一名则最早见于宋朝陈自明的《外科精要》。古人主要用此法治疗痈疽，宋朝陈言所撰的《三因极一病症方论》卷十四中有较详细的论述，痈疽初觉"肿痛，先以湿纸复其上，其纸先干处即是结痈头

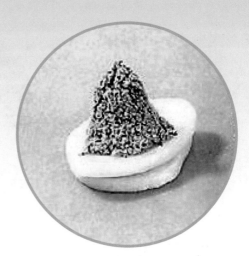

隔蒜灸

也……大蒜切成片，安其送上，用大艾炷灸其三壮，即换一蒜，痛者灸至不痛，不痛者灸至痛时方住"。该书还提到另一种隔蒜灸法，即隔蒜泥饼灸，"若十数作一处者，即用大蒜研成膏作薄饼铺头上，聚艾于饼上灸之"。明朝张介宾的《类经图翼》中又进一步说明："设或疮头开大，则以紫皮大蒜十余头，淡豆豉半合，乳香二钱，同捣成膏，照毒大小拍成薄饼，置毒上铺艾灸之。"发展成隔蒜药饼灸法。

现代在灸治方法上基本上沿袭古代，有医者将其发展为铺灸；在治疗范围上则有所扩大，如用以治疗疣等皮肤病证。

3. 隔盐灸

隔盐灸也是临床上常用的隔物灸之一。最早载于晋朝葛洪《肘后备急方》，用食盐填平脐窝，置大艾炷进行施灸，用以治疗霍乱等急证。后世的医籍如唐朝孙思邈的《千金要方》《千金翼方》，元朝危亦林的《世医得效方》以及明朝李时珍的《本草纲目》中都有介绍，如《本草纲目》卷十一

"霍乱转筋，欲死气绝，腹有暖气者，以盐填脐中，灸盐上七壮，即苏""小儿不尿，安盐于脐中，以艾灸之"。

现代在施灸的方法上有一定的改进，如在盐的上方或下方增加隔物；治疗的范围也相应扩大，已用于多种腹部疾病及其他病证的治疗。

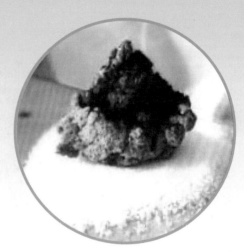

隔盐灸

4. 隔附子灸

隔附子灸分为隔附子片灸和隔附子饼灸两种。唐朝孙思邈《千金翼方》中记载："削附子令如棋子厚，正着肿上，以少唾湿附子，艾灸附子，令热彻以诸痛肿牢坚。"这是用附子片灸治外科痛肿的最早记载。后来发展出隔附子饼灸，如明朝薛己《外科发挥》中记载，疮口不收敛者"用炮附子去皮脐，研末，为饼，置疮口处，将艾壮于饼上灸之。每日数次，但令微热，勿令痛"。在古代，隔附子灸往往用于一些急难杂症，能够起到回阳救逆的效果。

隔附子片灸是将熟附子用水浸透后，切成厚约0.8厘米的片块，中间用针刺数孔，放

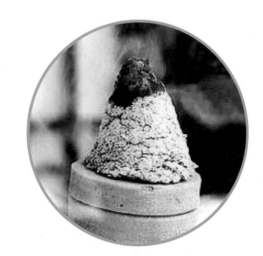

隔附子灸

于穴位上，在其上放置艾炷进行施灸，待到灸完规定的壮数为止。隔附子饼灸是将附子研成粉末，用酒调和做成直径约 3 厘米、厚约 0.8 厘米的附子饼，中间以针刺数孔，放在应灸穴位或患处，上面再放艾炷进行施灸，直到灸完所规定的壮数为止，多用于治疗阳痿、疮疡久溃不敛或早泄等证。

需要注意的是，附子有毒，使用灸法时应注意在通风处进行，且孕妇及过敏体质者禁用。

艾条灸

艾条灸又称艾卷灸。系指用棉纸包裹艾绒卷成长圆筒状制成艾条，一端点燃后，在穴位或病所熏灼的一种灸治方法。艾条又分为纯艾条和药艾条两类。纯艾条亦称清艾条，指单纯用艾绒放在细棉纸中卷制而成，长 20 厘米，直径 1.7 厘米，每支重约 30 克（内有艾绒约 24 克），可燃烧 1 小时左右，临床上用得最多；药艾条指的是在艾绒中掺入某些中药药粉放在细棉纸中卷制而成。

按照施灸的方法，艾条灸又分为温和灸、雀啄灸、回旋灸和实按灸。

温和灸

温和灸又叫悬灸，是将艾条的一端点燃，对准应灸的穴位或患处，距离皮肤 2 ～ 3 厘

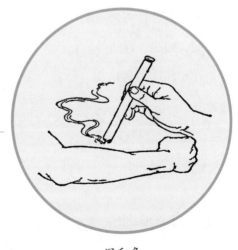

温和灸

米处进行熏烤，使患者局部有温热感而无灼痛为宜。一般每穴灸 10～15 分钟，至皮肤红晕为度。

雀啄灸

雀啄灸是指将艾条的一端点燃，对准应灸的穴位或患处按下去，患者感到烫了再收回来，不烫了再按下去，烫了再收回来，类似麻雀啄米的一种灸法。有一部分人喜欢这种方法，其刺激度稍强。

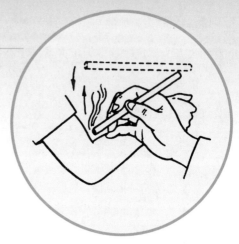

雀啄灸

回旋灸

回旋灸是指将燃着的艾条在病痛、酸痛、隐痛等穴区上方作往复回旋地移动的一种悬起灸法。

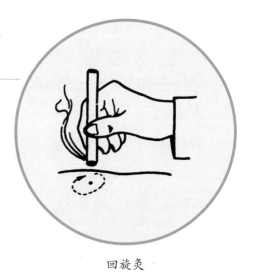

回旋灸

实按灸

实按灸是指先用布放在穴位或皮肤部位上面，点燃艾条，再将艾条燃烧的一端按在布上进行施灸，使热气透入皮肉，待火灭热减后再重新点火按灸的一种灸法。每穴可按灸几次至几十次。明朝《寿域神方》卷三有载："用纸实卷艾，以纸隔之，点穴于隔纸上，用力实按之，待腹内觉热、汗出，即差。"这种刺激强度比较强，一般用来治疗一些顽固性疾病，比如麻木、疼痛、风湿痹症等，在临床上应用相对较少，不提倡在家里使用。

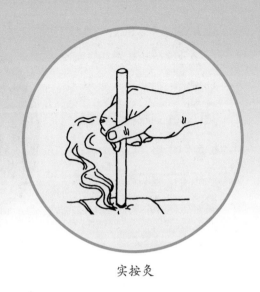

实按灸

太乙神针是实按灸的一种，它不属于针。是把艾绒加上某些药物（其中有些是麝香），再卷起来制成艾条，将患者的穴位或部位隔几层布（一般是六层、七层或八层布），再将艾条点燃，对准患者的穴位或部位按在上面，这个时候患者会感到烫，同时会感到热力向深层渗透，由于空气的隔绝会使燃烧的一头艾条自然熄灭，最后将布取下，这整个操作方法就叫太乙神针。由于太乙神针的治疗手法会给患者带来一定的痛苦，在近代逐渐被另一种新的手法所取代，即悬灸，艾条与患者穴位或部位隔有一定距离。

其他艾灸

温针灸

温针灸又称针柄灸，是针刺与艾灸相结合的一种方法。在留针过程

中，将艾绒搓团捻裹于针柄上
点燃，通过针体将热力传入穴
位。每次燃烧枣核大小的艾炷
1～3个。此法具有温通经脉、
行气活血的作用。适用于寒盛
湿重、经络壅滞的病症，如关
节痹痛、肌肤不仁等。临床上
常用。

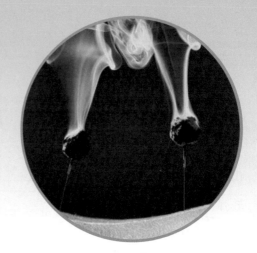

温针灸

温灸器灸

温灸器灸是指用某种材质特制的灸具进行施灸的一种灸法，常见有温
管灸、温筒灸、温盒灸、温杯灸。

1. 温管灸

温管灸是指用苇管（或竹管）作为灸疗器具向耳内进行施灸的一种方
法。因用苇管作为灸具，所以也称苇管灸。首载于唐朝孙思邈所撰的《备
急千金要方》："以苇筒长五寸，以一头刺耳孔中。四畔以面密塞之，勿令
气泄。一头内大豆一颗，并艾烧之令燃，灸七壮。"古代医家主要用于中风
口歪的治疗。现代不仅在灸具的制作上有较大改进，治疗病症也有所扩展。
另外，还出现了一种肛管灸法，亦属温管灸法。

2. 温筒灸

施灸前，将艾绒或掺有药物的艾绒装入温灸器的小筒内，点燃后将温灸器的盖扣好，即可置于穴位或应灸部位进行熨灸，直到所灸部位的皮肤红润、患者感到舒适为度。一般灸 20 ～ 30 分钟。本法有调和气血、温中散寒的作用，多适用于小儿、妇女、老人及畏惧灸治者，患者较易接受，因此目前应用比较广泛。

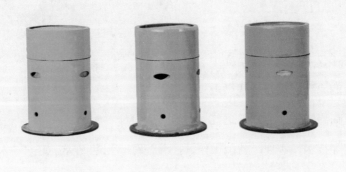

艾灸筒

3. 温盒灸

温盒灸是用一种特制的木制盒形灸具，内装艾条并将温灸盒固定在患者身体上进行施灸的方法。按其规格分大、中、小三种。施灸时，把温灸盒置于所选部位，点燃艾条后，对准穴位放在铁纱上，盖好即可，过程中可用盒盖调节温度。每次灸 20 ～ 30 分钟，并可一次灸多个穴位。

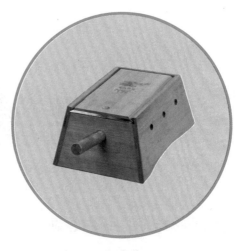

温灸盒

4. 温杯灸

温杯灸是将艾绒放在杯子或小茶碗内点燃而进行熏灸的一种灸法。

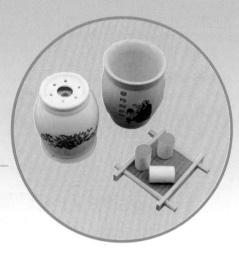

温杯灸

电子艾灸

电子艾灸是根据传统中医艾灸的原理，结合现代微电子、超临界提取、磁疗、远红外理疗等技术，实现了智能操作、控温控时、无烟无火、定向导入、透皮吸收、多穴同灸等功能，具备传统艾炷灸、艾条灸的功能，并可进行直接灸、间接灸、温针灸等灸法，使用针对不同疾病的特色灸效果更佳，弥补了传统艾灸烟熏火燎、灰烬烫伤、操作不便、效率低下等不足，是传统灸法的革命性创新，电子艾灸仪便是采用电子艾灸之法。

铺 灸

铺灸又称长蛇灸、蒜泥铺灸，取穴多是大椎至腰俞之间的督脉上，可灸全段或分段。是目前灸疗中施灸范围最大、灸疗一次时间最长的灸法。研究表明，该灸法在一定程度上

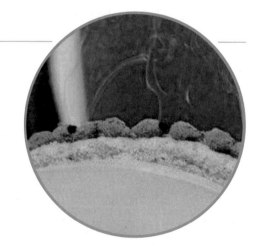

铺 灸

具有调节机体免疫功能的作用，具体表现在能够抑制体液免疫功能，增强细胞免疫功能。现代多用于治疗强直性脊柱炎、类风湿关节炎、慢性肝炎及顽固性哮喘等。

新铺灸

新铺灸是在传统铺灸的基础上发展而来，同时又吸取了隔姜灸、隔药灸之精华，将传统用的姜片改成用姜泥，艾绒中又加中药十余种，共同发挥芳香走窜、穿筋透骨的作用，相得益彰。温热舒适、不起泡，功效强劲，有施灸范围大、穴位多、时间长、效果佳的特点。

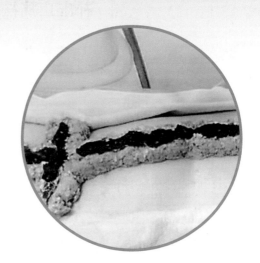

新铺灸

除了上述艾灸法，还有非艾灸法。非艾灸法是指不是以艾绒作为刺激源的灸法，是我国丰富多彩的灸法中的重要组成部分。非艾灸法又因其刺激源的不同而分为三类，第一类是以温热作为刺激源的热灸法，如壮医药线灸法，来自民间的灯火灸法，还有蜡灸法、药锭灸法等。第二类是在常温下以某些对皮肤有一定刺激作用的物质进行灸治的冷灸法，古代称为天灸法，现代亦称为发泡或引泡疗法。灸材多用某些植物的叶、皮或果实，如白芥子、威灵仙叶、大蒜等，或动物如斑蝥干燥虫体，研成粉之后，贴在穴区，局部可以出现发热、发红甚至起泡等类似热灸的现象。第三类则是以温度在零摄氏度以下的刺激物作用于穴区达到灸治目的的冰冻灸法，如液氮灸，低温液态氮刺激穴区而达到治疗疾病目的的一种外治方法。由于刺激后局部皮肤出现红晕、水泡等现象，类似于直接灸。

┃ 补虚止痛祛寒湿 ┃

温经通络　祛除寒邪

　　中医认为有六种邪气容易侵犯人体导致疾病的产生，分别是风邪、暑邪、寒邪、湿邪、燥邪和火邪，其中寒邪侵犯后人体会有经脉阻滞的表现，经脉阻滞后容易导致气血不流畅，进而会有疼痛的产生。中医关于疼痛的产生，有"通则不痛，不通则痛"之说，意思是假如人体气血流畅，患者就不会产生疼痛，反之气血不流畅，也就是不通畅，患者则会产生疼痛。

　　艾灸有很好的温热作用，可以祛除寒邪，促使气血通畅，使原来不通的经脉又得到疏通，因此疼痛的症状就得到缓解，甚至消失。临床上可用来治疗寒邪引起的关节疼痛和寒邪引起的胃痛、腹痛、泄泻等。

　　艾，性温，"入药则下行，着火则上行"，意指艾作为一味中药煎汤内服的话，它的药效是朝下的，能够达到下焦，下焦指的是人体泌尿生殖系统的部位，对于一些疾病的症状，比如女性子宫虚寒，临床上常用著名的药方艾叶温经汤加减内服，能够治疗该病。艾作为一种治疗工具，着火以后它的药性是向上的，即发散的，这样就能在发散的过程中祛除寒邪，这就是前文所阐述的艾灸具有温经通络、祛除寒邪功效的来由。

辅助阳气　补益正气

大病、久病之后，容易导致人体的阳气不足，阳气不足会出现一些症状如少气懒言、畏寒怕冷、气短、遗尿、月经不调、脸色黄白或微黄等，这时候用艾灸进行治疗效果比较理想。灸法有比较好的提升人体阳气的作用，阳气得到提升以后正气也得到增长，临床上多用于脱证、中气不足及阳气下陷引起的遗尿、脱肛、子宫下垂、月经不调等。

活血化瘀　消散瘀结

瘀结指的是人体内不正常的水液或者血液停留在某一部位。急性乳腺炎、疮疡初起、淋巴结核等用灸法来治疗能取得比较好的效果。

预防疾病　保持健康

"正气存内，邪不可干"，意思是人体正气旺盛，邪气就不能侵犯。灸法可以很好地激发人体正气，增强抗病能力，使人精力充沛，延年益寿。

艾叶的芳香作用有很好地驱除蚊虫、净化空气的功效。由艾叶制成的艾绒，点燃以后净化空气的效果更加明显。葛洪《肘后备急方》中记载，在患者床的四角放置点燃的艾，能够预防疾病的传染。艾灸还有一种预防疾病的方法，就是直接在人体上进行施灸，唐朝的孙思邈有过明确的记载，凡若污浊之地，必须经常灸三里、膏肓等穴，然后还要使这些灸的地方经常有液体渗出，不要使创面愈合，这样这些地方的邪气或者瘴疠之气就不能侵入人体。孙思邈还有一句名言"若要安，三里不长干"，这句话的本意就是说，如果想要健康，那么就要经常直接灸足三里穴，使得足三里穴一直有液体流出。

灸法的现代应用

如果说针刺法是通过对穴位的机械刺激来起到治疗疾病作用的话，那么，灸法则是通过温热、寒冷或其他非机械刺激的作用来进行扶正祛邪、平衡阴阳，防治疾病、康复保健，尤其是灸法的防病保健更胜于针法。宋朝《扁鹊心法》指出："人于无病时，常灸关元、气海、命门、中脘，虽未得长生，亦可保百余年寿矣。"现代不仅已为大量的临床所证实，而且得以进一步发扬。研究证实，通过灸法对经络穴位的温热性刺激，可以温经散寒，加强机体气血运行；调和气血，疏通经络，平衡人体功能的作用，灸能散寒，又能清热，表明对机体的功能状态起双向调节作用。特别是随着灸的应用增多和临床应用范围的扩大，这一作用日益为人们所认识。

在各种灸法中，以艾条悬灸法应用最广，也最为患者所接受。其操作方便，十分安全，不仅可用于多种病症的治疗，且对现代保健也有着重要的临床价值。

据统计，目前针灸大约可用于治疗460余种病症，而仅用灸法或以灸法为主就可以治疗约200种病症，包括内、外、妇、儿及五官各科。

为了用现代的理论证明灸法的科学性，多年以来，中医专家们经过大量的临床研究和科学实验，终于揭开了灸法的神秘面纱，对灸法的作用原理进行了科学论述。

调节免疫与血液系统

从 20 世纪 50 年代开始，大量研究已经证实灸法有很好的调节人体免疫的作用，有一点需要注意，免疫作用并不是越强越好，对人体来说免疫是抵御外邪的，但是过强的话也会杀伤人体自身的细胞，比如过敏就是免疫过于强烈，再比如器官移植，本身的免疫系统会排斥外来器官，需要用大量的免疫抑制剂，但会带来另一个现象，就是细菌、病毒侵入人体以后，自身无法消灭，所以动态平衡状态下的免疫是最好的。灸法能够使得低下的免疫功能得到加强，使亢奋的免疫得到减弱，使人体的免疫趋于动态平衡。

灸法对血液系统方面有很好的补充作用，很多再生障碍性贫血患者用灸以后其贫血症状或者血细胞或者血色素会得到改善。有研究发现，灸法能够降低人体的血黏度，血黏度高容易导致中风。中风常见的病因有四个，首先是高血压，其次是高血糖、高血脂、高血黏度。而中风以后也会出现四高，即高死亡率、高复发率、高致残率、高发病率，中风的死亡率排在人类死亡率的前三位，一般认为 50% 的中风患者在 5 年里面会复发，80% 的中风患者会留有一定的或者严重的肢体残疾，中风的发病率为 1.23%（2013 年）。通过灸法以后血液的一些流动性指标会得到明显的改善，降低中风发生率。

发展方向

灸法的一个发展方向是它的治疗范围在不断扩延，由古时的一些常见疾病到现在的如白领综合征等现代疾病。另一个发展方向是除了用艾条灸以外还可以用其他的东西，艾的缺点是点燃以后会产生较多的烟，因此人们又发明了无烟灸。可以用物理的方法，比如研究艾所发出的光谱，然后用相近的光谱来对穴位进行刺激，也可以取得比较好的效果。后来还发明了用特定的药物在穴位上进行敷贴达到一种温热的效果，这也是一种灸法。综上所述，灸法的发展一是治疗疾病的不断扩延，二是治疗器具的不断扩延。除此之外，现在反其道而行之，用冷冻的方法对穴位进行局部刺激。

禁忌证

一般来说，任何一种治疗方法都有适应证和禁忌证，灸法也是如此，但是灸法的不良反应比较小，所以禁忌证也比较少，大致如下。首先是发热的患者，39℃左右人体的阳邪比较亢盛，不适宜再用温热的方法治疗，但是有报道低热的患者用灸法以后能够退热。其次是溃疡或者恶性肿瘤的患者，溃疡已破，再用灸法会加快局部的血液循环，可能会导致感染扩散，所以一般不用灸法。此外，孕妇的腰部和骶部也不适宜用灸法。

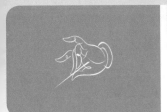

针灸经穴图与模型

| 针灸明堂图 |

针灸明堂图又称明堂图、明堂针灸图等，指的是针灸经穴图。明堂原来是指皇帝宣扬大政方针的地方，这里用以表明全身穴位和经络的图，正是说明了它的重要性。

由于经络和穴位的具体分布和确切的部位很难通过文字来说明，为了使学习者和临床医生能直观地知道其正确的位置，古人很早就开始研制针灸图。我国最早的针灸图见于东晋葛洪所撰写的《抱朴子》一书中，名为《明堂流注偃侧图》，其中偃指仰卧，侧指侧卧，即意为仰卧和侧卧位的针灸经穴图。这也应该是世界上最早的医用人体图，在此之后出现了形形色色的针灸图，命名也不统一，如二十四史之一的《隋书·经籍志》中就载有《明堂孔穴图》《神农明堂图》《黄帝明堂偃侧人图》《扁鹊偃侧针灸图》等多种。到了唐朝，为了改变这种混乱的情况，贞观初年（公元627年后），当时著名的针灸家甄权和其他几位医家，根据朝廷的命令，对甄权原来撰写的《明堂图》进行全面修订，并用不同的颜色标示了分布于人体之上的经络线路，使应用者能一目了然，这套经穴图成了当时的标准图。同时期有"药王"之称的著名医学家孙思邈，在他所撰写的《备急千金要方》中进行转载而流传至今。另外，根据史书记载，唐太宗在阅览甄权献上的针灸明堂图时，发现背部的穴位和内脏器官关系十分密切，不由联想到当时使用的"棰刑"，这是一种鞭笞患者背部的刑罚，尽管它是五刑之中最轻的一种，但不可避免会损伤背部的穴位，从而伤及五脏六腑，这岂不是太不人道了吗？贞观四年（630年）十一月，唐太宗下诏，"决罪人不得鞭背"。这是《针灸明堂图》影响执法观念的一则佳话。

随着临床经验的不断积累和新穴位的逐步发现，针灸经穴图也不断更新。到清朝康熙年间，有一位擅长写真的画家黄谷在古代《明堂经脉图》的基础上，运用我国绘画中的工笔技法，对人体的正面（仰侧）、背面（俯侧）十四经脉的分布进行细致描绘，共画有彩图十六幅。既是医用图，又是艺术品，现收藏于中国历史博物馆。

现代针灸图的制作达到了新的高度。首先是科学性强，不仅经脉的分布和穴位的定位规范标准，而且每幅图同时显示皮表和肌肉的双重解剖结构；其次是实用性强，每套图都分为正面、背面和侧面三张，对少数难以显示的穴位还单独画出；最后是形式多样，除传统的经穴图外，还有现代新发现的穴位图，如头穴图、耳穴图等。

针灸铜人

如果说针灸明堂图是一种纸质的、平面的针灸经穴图，那么，针灸铜人则是用青铜浇铸而成的立体的针灸经穴模型。我国第一具针灸铜人是由北宋时期的著名医家王惟一所制。

宋朝时针灸学已经非常盛行，当时的针灸医书由于辗转传抄，对人体全身的经络、腧穴部位和名称，错漏之处十分普遍，如何给学习针灸的人提供一个规范的经脉和穴位的标准成为迫切需求。天圣初年（公元1023年后），朝廷把这个任务交给在医官院任职的王惟一去完成。王惟一积极组织当时的医家，校订古代针灸学的著作。在编著针灸图经的过程中，王惟一体会到形象直观的针灸模型比仅有的文字记载更能让人理解，于是设计了针灸铜人的方案，得到宋仁宗肯定后，一边著书，一边开始动工铸造。

公元1026年，一部符合国家标准的全新的针灸经穴——《新铸铜人腧穴针灸图经》完成。在书中，王惟一讲述了经络和部位相结合的腧穴排列方法，从中可以了解经络系统，便于针灸学者临床取穴。与此同时，针灸铜人的铸造也在加速推进。从塑胚、制模到铸造的全部过程，王惟一都和工匠们在一起，攻克了无数技术难关。公元1027年冬，两座针灸铜人终于铸成，时值宋天圣五年，所以该铜人又被称为宋天圣针灸铜人，吸引了世人的目光。

这两座针灸铜人是直立的青年男子的形象，其高度与正常成年人相近，胸背前后两面可以开合，铜人表面镂有穴位，穴旁以刻题穴名。铜人的身体里装有木雕的五脏六腑，这些器官被工匠们雕刻得栩栩如生。因此，当时的针灸铜人不仅被应用于针灸学，同时也用于解剖教学，这比西方的解剖医学早了近800年。更值得一提的是，针灸铜人还可作为考核针灸医生水平的工具。据南宋周密《齐东野语》载，考试前先用黄蜡封涂铜人外表，使经脉穴位被封得严严实实，在其内注入水银，应考者根据主考官所提出的腧穴，定位针刺。如取穴准确，针入而水银流出；如取穴不准，则针不能刺入。宋朝每年都在医官院用此法进行针灸医学考试。

《新铸铜人腧穴针灸图经》和针灸铜人是不可分割的一个整体，只有按照针灸图经上的穴位说明才能读懂针灸铜人。为了将针灸图经长久地保存，王惟一命人将针灸图经刻在十几块巨大的石碑上，分为五栏刻书，每栏之中，十六字为一行，碑面周边及各栏之间都有花草图案作为栏格。这就是后人称的针灸石碑。

针灸铜人铸成后，被北宋朝廷视为国宝，周边国家也将其视为奇异之物。一座针灸铜人放在宋朝的医官院，用于学医者的观摩练习；另一座放置在京城大相国寺的仁济殿，与大相寺的宏伟建筑相呼应，被称为汴京八景之一——资圣薰风。

铜人的铸造对我国医学的发展，尤其对针灸学和针灸教学，起到了很大的促进作用，故为历代针灸学家所推崇。因战争关系，这两具针灸铜人中的一具在南宋时失落；另一具为金人所得，传到元朝，已有缺损，由尼波罗（即尼泊尔）人阿尼哥于至元二年（公元1265年）修复。针灸石碑，也由原来的宋朝京城汴梁（今河南开封）移至元朝的都城大都（今北京）。明初，由于修复后的北宋针灸铜人和原来的石碑都已昏暗难辨，于是，明英宗诏命仿照北宋铜人和石碑重新铸造和雕刻新的铜人和石碑，在正统八年（公元1443年）制成。而北宋铜人和石碑原件就被遗弃了，之后下落不明。此外，明嘉靖年间，针灸学家高武也曾铸造男、女、儿童形状的针灸铜人各一具。现在故宫博物院藏有一具明朝男童形状的铜人，高为89厘米。

公元1742年，清政府令吴谦等编撰《医宗金鉴》。公元1744年，该书完成。为奖励主要编撰者，曾铸若干具小型针灸铜人，现上海中医药大学医史博物馆藏有这批铜人

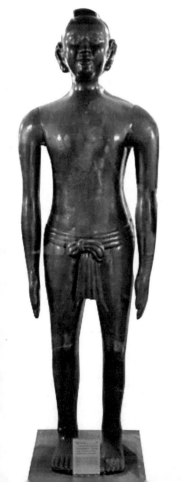

针灸小铜人

中的一具，系女性形状，高 46 厘米，实心，表面有经络、腧穴（共有 580 个），但人体造型欠匀称。

现代从研究出发，也曾仿制过一些铜人。如 1978 年南京医学院和中国中医研究院医史文献研究所合作，研制仿宋针灸铜人一具，现存于中国中医研究院医史文献研究所。它是用青铜冶炼浇铸而成，胸背前后两面可以开合，打开后可见浮雕式脏腑器官，闭合后则全身浑然一体。高 172.5 厘米，重 210 千克。1987 年，河南开封有学者根据历史文献，也曾铸造过一具针灸铜人，意在复原北宋铜人。

北宋铜人和石碑如今何在？这得从 20 世纪 60 年代说起。在 1965 年至 1971 年间，北京市在拆除明朝旧城墙时，陆续发现了五块残缺不全的石碑，最长的一块为 174 厘米，最短的只有 32 厘米，经专家鉴别，上面刻写的正是《新铸铜人腧穴针灸图经》的内容。原来，针灸石碑被作为建筑材料填入了城墙。而北宋朝的铜人的发现更为曲折。在俄罗斯圣彼得堡国立艾尔米塔什博物馆中国展厅，有一具铜人立在大厅的中央。经过细致考证，发现圣彼得堡针灸铜人的高度、姿势、服饰与宋天圣针灸铜人基本特征完全吻合。但经过进一步考证，最终认定是明正统针灸铜人，也就是说宋天圣针灸铜人的下落仍然不明。

值得一提的是，在古代针灸铜人的启发下，现代已利用光电、计算机控制等一系列高新技术，开发出多种供教学用的经络腧穴人体模型。

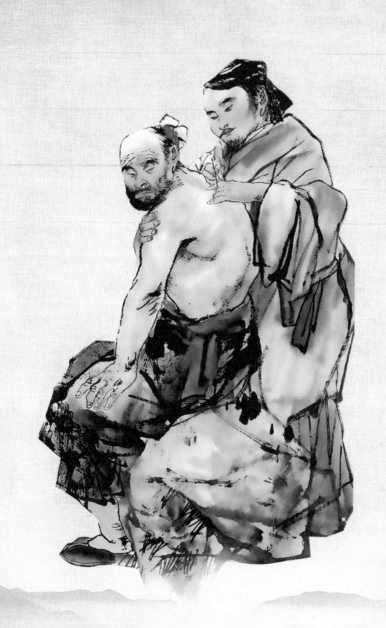

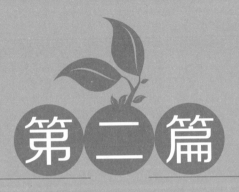

第二篇

神奇的针法

　　经络内属于五脏六腑，外联络于四肢躯干，沟通于脏腑与体表之间，将人体脏腑、组织、器官联结成为一个有机的整体，使人体各部的功能活动得以保持协调和相对平衡。

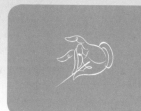

漫谈经络与穴位

经络一词，很多人耳熟能详，但并不一定清楚究竟是怎么回事。经络是经脉和络脉的总称，是人体内运行气血的通道。其中"经"即经脉，有路径之意。经脉是经络系统的主要干道，贯通上下，沟通内外；"络"即络脉，有网络之意。络脉是经脉的分支，较经脉细小，纵横交错，遍布全身。

经络内属于五脏六腑，外联络于四肢躯干，沟通于脏腑与体表之间，将人体脏腑、组织、器官联结成为一个有机的整体，使人体各部的功能活动得以保持协调和相对平衡。

所以，整个经络系统既像一个庞大的交通系统，省道、国道以及高速公路，遍布四面八方，通过火车、汽车等运输工具，担负着运输各种物资的任务，高速公路的主干就类似于经络系统的经脉，交通系统里的省道、国道类似于络脉，因此，经络系统也担负着向人体全身各处输送细胞所需要的养分养料的职责；又像电信网络一样，自内向外、自外向内，无处不到，随时传递着机体内部和外部之间的各种信息。

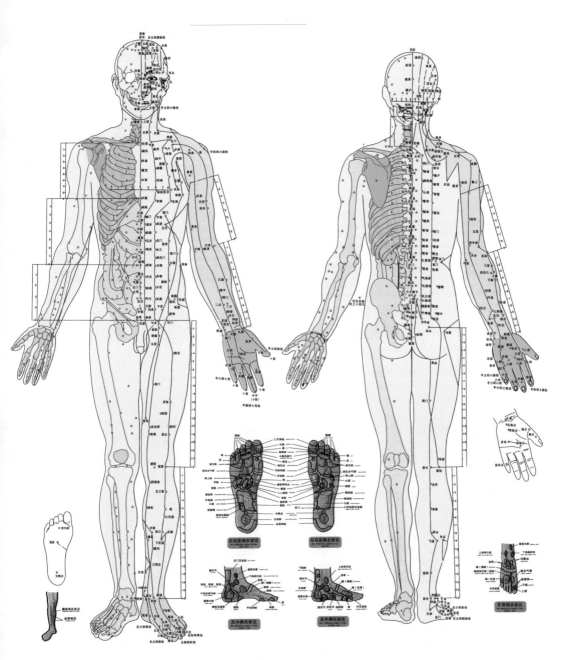

全身经络循行图

| 经脉络脉四通八达 |

经 脉

　　经脉可分为正经和奇经两类。正经是指上下直行的经脉，共有十二条，即手上的三条阳经和三条阴经，足上的三条阳经和三条阴经，合称十二经脉。十二经脉又名十二正经，是经络系统最主要的部分，是气血运行的主要通道。它的命名是根据其阴阳属性、所属脏腑、循行部位综合而定的，分别隶属于十二脏腑，各经用其所属脏腑的名称，结合循行于手足、内外、前中后的不同部位，并依据阴阳学说，给予不同的名称。十二经脉的名称分别为：手太阴肺经、手厥阴心包经、手少阴心经、手阳明大肠经、手少阳三焦经、手太阳小肠经、足太阴脾经、足厥阴肝经、足少阴肾经、足阳明胃经、足少阳胆经、足太阳膀胱经。

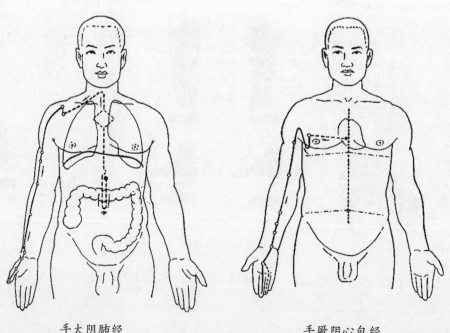

手太阴肺经　　　　　　　　　　手厥阴心包经

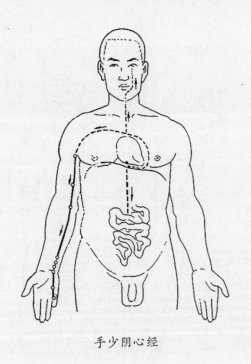

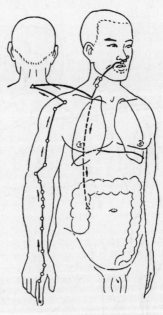

手少阴心经　　　　　　　　　手阳明大肠经

　　　十二经脉通过手足阴阳表里经的交接而逐经相传，构成了一个周而复始、如环无端的传注系统。气血通过经脉即可内至脏腑，外达肌表，如同血液循环一样往复周流于全身。十二条经脉气血的流注次序为：从手太阴肺经开始，依次传至手阳明大肠经、足阳明胃经、足太阴脾经、手少阴心经、手太阳小肠经、足太阳膀胱经、足少阴肾经、手厥阴心包经、手少阳三焦经、足少阳胆经、足厥阴肝经，再回到手太阴肺经。其走向和交接规律是：手之三阴经从胸走手，在手指末端交手三阳经；手之三阳经从手走头，在头面部交足三阳经；足之三阳经从头走足，在足趾末端交足三阴经；足之三阴经从足走腹，在胸腹腔交手三阴经。十二经脉在体表的循行分布规律是：凡属于脏（心、肝、脾、肺、肾和心包）的阴经分布于四肢的内侧和胸腹部，其中分布于上肢内侧的为手三阴经，分布于下肢内侧的为足三阴经；凡属于腑（胆、胃、大肠、小肠、膀胱和三焦）的阳经多循行于四肢的外侧、头面和腰背部，其中分布于上肢外侧的为手三阳经，分布于下肢外侧的为足三阳经。

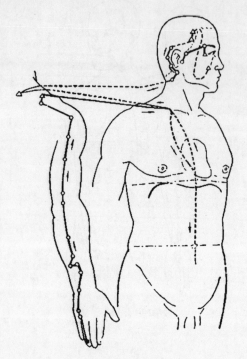

手少阳三焦经

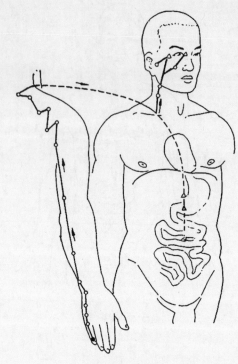

手太阳小肠经

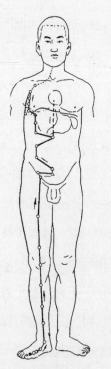

足太阴脾经

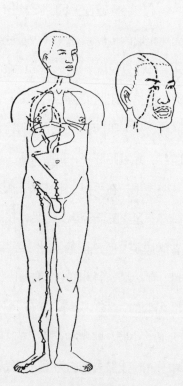

足厥阴肝经

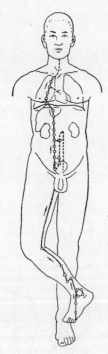

足少阴肾经

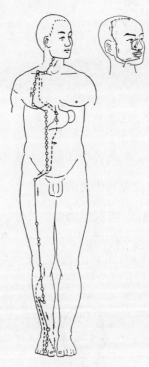

足阳明胃经

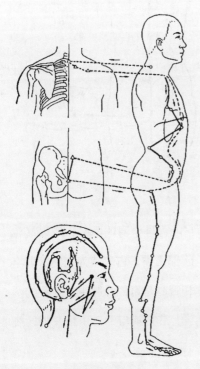

足少阳胆经

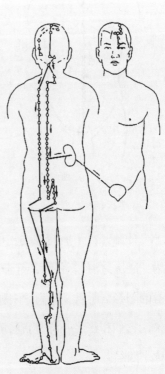

足太阳膀胱经

　　奇经共有八条，因此又称奇经八脉，分别为任脉、督脉、冲脉、带脉、阴跷脉、阳跷脉、阴维脉、阳维脉。之所以称为奇经有两层意思：一是它与十二正经不同，既不直属脏腑，在分布上也不一样，有的直行，有的横行，同正经全部是直行的不同；二是功能作用上不一。古人把十二条正经比成奔腾于祖国大地的十二条江河，而把奇经比成与江河紧密相连的八个湖泊，它们能沟通十二经脉之间的联系，并起到对十二经气血有蓄积渗灌等调节的作用。

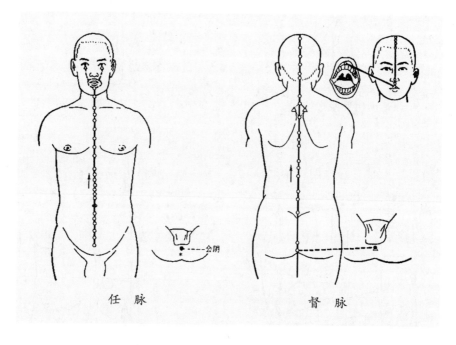

任 脉　　　　　　　　　　　督 脉

　　任脉，行于胸腹部的正中，古人认为它能管理全身的阴经，所以又称为"阴脉之海"。督脉，行于头、颈、背、腰部正中，古人认为它能管理全身的阳经，所以又称为"阳脉之海"。任脉和督脉是奇经八脉中最重要的两条，它们和正经一样是直行的，所以针灸学上常将其与十二正经并列，统称十四经。

　　冲脉，能调节十二经气血，故称"十二经脉之海"，又称"血海"；带脉，绕身一周，如腰带，能约束纵行的诸脉；阴跷脉、阳跷脉中的"跷"，有轻健跷捷之意，有濡养眼目、管理眼睑开合和肢体运动的功能；阴维脉、阳维脉中的"维"有联络的意思。阴维脉的功能是"维络诸阴"，也就是联络十二条正经中的六条阴经，中医学认为，阴属于里，阳属于表，所以其主一身之里；而阳维脉的功能则是"维络诸阳"，主一身之表。

　　十二经脉，除了主体部分即十二条主干外还有一些附属部分，包括十二经别、十二经筋和十二皮部。

　　十二经别，经别是指直接从十二正经离、入、出、合的别行部分，也就是从正经发出深入体腔的支脉。它加强了十二经脉中互为表里的两条经脉在体内的联系，如脾经与胃经、肝经与胆经、肺经与大肠经等。另外，经别又称别络，其作用与分布相当于络脉，但别络又是络脉中最大的支流，对其他络脉有统率作用，对灌注气血、濡养全身有重要的作用。

　　十二经筋是十二经脉之气结聚于筋肉、关节的体系，是十二经脉的外周连属部分。其功能活动有赖于经络气血的濡养，并受十二经脉的调节，经筋的作用主要是约束骨骼，利于关节屈伸活动，以保持人体正常的运动功能。

　　十二皮部是十二经脉之气散布之所在，由于它居于人体最外层，即皮肤这一层，是机体抵御病邪入侵的第一道屏障。

络　脉

　　络脉是经脉的分支，分为别络、浮络和孙络三个层次。别络就是上文所述的经别，是最大、最重要的络脉。除了十二正经各有一条别络外，与正经有同等地位的督脉、任脉也各有一支别络，再加上脾脏本身也有一支别络（中医认为脾脏与气血的生成密切有关，因此，它也应该增加一条运送通道），合而成为"十五别络"。别络的作用，如上所述，具有加强表里两经脉之间在体表的联系。浮络属于第二层次的络脉，它主要循行于人体浅表部位，因为常浮现皮下，肉眼可见，所以称浮络。孙络是从别络分出的最细小的分支，相当于络脉中的第三代，所以称为孙络，它的作用和浮络一样，输布气血，濡养全身，但更深入、更广泛，可以说是无孔不入。

由此可见，经络是一个复杂而完整的系统。

| 处百病 调虚实 |

中医学认为，经络在人体中具有极为重要的地位，所以说"经脉者，所以能决死生，处百病，调虚实，不可不通"。说明经络在生理、病理和疾病的防治等方面都具有重要作用。

其之所以能决死生，是因为经络具有联系脏腑、沟通内外的作用。人体由五脏六腑、四肢百骸、五官九窍、皮肉筋骨等组成，它们各有其独特的生理功能。只有通过经络的联系作用，这些功能才能相互配合、相互协调，从而使人体形成一个有机的整体。另外，气血是人体生命活动的物质基础，但必须通过经络运行气血才能输布周身，以温养濡润各脏腑、组织和器官，维持机体的正常生理功能。处百病是因为经络具有抗御病邪，反映证候的作用。经络行血气而使营卫之气密布全身，在内可调和营养五脏六腑，促进新陈代谢，在外可抗御病邪，防止内侵。调虚实是因为经络具有感应传导、调整虚实的作用。当人体的某一部位受到刺激时，这个刺激就可沿着经脉传入人体内有关脏腑，使其发生相应的生理或病理变化，而这些变化又可通过经络反应于体表。针刺中的"得气"就是经络感应、传导功能的具体体现。

所以，经络学说在临床上可以应用于解释病理变化、协助疾病诊断以及指导临床治疗。

| "点穴"之说 |

在武侠小说和武侠电影中，我们经常可以看到下面这样的情景：一名武士出其不意地向另一人的某一要害部位点击，被袭的一方立刻站停于原处，浑身上下不能动弹。这就是神奇的"点穴"，被点击的要害部位就是"穴位"。

在现实生活中，我们谁也没亲眼见过这样的"点穴"，也没有任何古代的医书上记载过这种点穴神功，其实只是武侠小说夸张而已。但不管怎样，在人体上穴位是确确实实存在的。针灸学中也有"点穴"一说，它是指用手指按压穴位来防治疾病的方法，但一般叫"指针"，这种"点穴"是一种保健治病的常用方法，和上面武侠小说中所讲的"点穴"是不同的，不可混为一谈。

穴位基本上都在经络上，前文讲过经络是体内气血运行的通道，而穴位是位于经络通道上的"驿站"和"窗口"，是人体脏腑经络之气血输注出入于体表的特殊部位。一旦穴位这个"驿站"阻塞不通，就会像交通堵塞一样引起人体经络的气血运行障碍。这时如果通过针刺、艾灸的方法，就可以起到疏通气血、治疗疾病的作用。

穴位是古人在长期的医疗保健实践中逐步发现和积累起来的。初期的针灸治疗是没有确定的穴位的，只是在病痛局部作砭刺（石针）、叩击、按摩、针刺或火灸等治疗，这就是《黄帝内经》所说的"以痛为输（腧穴）"，即把痛点作为穴位。有时人们会在无意识中偶然发现穴位，如误伤或按压肢体某一部位，而在局部出现疼痛或舒适感后，远离该部位的脏器病痛得到缓解或随之消失。当再出现这种病痛时，人们就有意识地针灸这些部位来进行治疗。随着对体表刺激部位及其治疗作用的不断观察，对穴位认识的逐步加深，人们便开始对穴位进行定位和命名。通过大量的医疗实践，古医家们对穴位主治进行分析和归类，并结合经络理论，将某些主治作用相似、感传路线一致的穴位加以归经，现在所谓的经穴就是指这类穴位。

| 穴位大观 |

穴位的分类

穴位通常分为"经穴""经外奇穴"和"阿是穴"三类。凡是归属于十二经脉和任、督脉的穴位，亦即归属于十四经的穴位，总称"经穴"。经穴都有具体的穴名和固定的位置，分布在十四经脉的循行路线上，有明确的针灸主治病症。根据清朝李学川的《针灸逢源》记载，人体共有 361 个经穴。

五输穴是指十二经脉在肘、膝关节以下的井、荥、输、经、合五个特定穴位，简称五腧。根据《灵枢·九针十二原》："所出为井，所溜为荥，所注为输，所行为经，所入为合，二十七气所行，皆在五输也。"用水的源流来比喻各经脉运行从小到大，由浅入深，自远而近的特点。"井"穴多位于手足端，喻作水的源头，是经气所出的部位，即"所出为井"。"荥"穴多位于掌指或跖趾关节前，喻作水流尚微，萦迂未成大流，是经气流行的部位，即"所溜为荥"。"输"穴多位于掌指或跖趾关节后，喻作水流由小而大，由浅注深，是经气渐盛，由此注彼的部位，即"所注为输"。"经"穴多位于腕、踝关节以上，喻作水流变大，畅通无阻，是经气正盛运行经过的部位，即"所行为经"。"合"穴位于肘、膝关节附近，喻作江河水流汇入湖海，是经气由此深入，进而会合于脏腑的部位，即"所入为合"。对于临床应用，《难经·六十八难》记载："井主心下满，荥主身热，输主体重节痛，经主喘咳寒热，合主逆气而泄。"

凡未归入十四经穴范围，而有具体的位置和名称的经验效穴，统称"经外穴"。经外穴又分为两类，一类是记载在古书上的，又叫经外奇穴，简称"奇穴"；另一类是现代针灸工作者新发现的，叫新穴，其主治比较单一，如定喘穴治哮喘，太阳穴治头痛等。奇穴数目庞大，但临床上效果比较明显的有一百多个。

阿是穴，又称天应穴、不定穴等，通常是指该处既不是经穴，又不是奇穴，只是按压痛点取穴。最早对阿是穴进行命名并阐述的是唐朝孙思邈，记载于《千金要方》，这类穴既无具体名称，又无固定位置，而是以压痛或其他反应点作为刺灸的部位。阿是穴多位于病变附近。

穴位的作用

穴位作为脏腑经络之气血输注出入的特殊部位，其作用与脏腑、经络有着密切关系，主要体现在诊断和治疗两方面。

1. 反映病症，协助诊断

穴位在病理状态下具有反应病候的作用，如胃肠疾患的人常在胃经和脾经上的足三里、地机等穴出现压痛、过敏，有时并可在第5至第8胸椎附近触到软性异物；患有肺脏疾患的人，常可以在肺俞、中府等穴有压痛、过敏及皮下结节。临床上常用穴位指压的方法，查找穴位的压痛、过敏、肿胀、硬结及局部肌肉的坚实虚软程度，并观察穴位皮肤的色泽、瘀点、丘疹、脱屑等来协助诊断。

2. 接受刺激，防治疾病

穴位不仅是气血输注的部位，也是邪气所客之处所，又是针灸防治疾病的刺激点。通过针刺、艾灸等对穴位的刺激以通其经脉，调其气血，使阴阳归于平衡，脏腑趋于和调，从而达到扶正祛邪的目的。穴位的治疗作用有以下三个方面的特点：

（1）邻近作用

这是经穴、奇穴和阿是穴所共有的主治作用特点，即穴位都能治疗其所在部位及邻近部位的病症，如眼区周围的睛明、承泣、四白各穴，均能治眼病；耳区周围的听宫、听会、耳门诸穴，均能治疗耳病；胃部附近的中脘、梁门等穴，均能治疗胃病。

（2）远道作用

这是上文所说的经穴，尤其是十二经脉在四肢肘、膝关节以下的穴位的主治作用特点。这些要穴不仅能治局部病症，而且能治本经循行所到达的远部部位的病症，即常说的"经络所过，主治所及"。如手上的合谷穴，不仅能治上肢病症，而且能治颈部和头面部病症；小腿上的足三里穴不但能治下肢病症，而且能治胃肠以及更高部位的病症等。

（3）整体作用

临床实践证明，针灸某些穴位，可起整体性的调治作用，这是远道作用的扩大。一般经穴都具有对某方面病症的双向调节作用，如腹部的天枢穴，泄泻时针刺能止泻，便秘时针刺则能通便；手臂内侧的内关穴，心动过速时针刺能减慢心率，心动过缓时针刺则可加快心率。有些穴位还能调治全身性的病症，这在手足阳明经穴和任、督脉经穴中更为多见，如合谷、曲池、大椎可治疗发热；足三里、关元作为强壮穴，具有增强人体防卫、免疫功能的作用，这些均属于穴位的整体作用。

｜ 精准取穴 ｜

在人体上如何找到穴位呢？这就需要对穴位进行定位。穴位定位有三个方法，第一个方法在学术上叫骨度分寸法，也就是把人体某一部位的长度划分等分，具体划分见下表。

表 1 　 人体部分长度划分

头　部	前两额头角（头维）之间	9 寸
上肢部	腕掌横纹至肘横纹	12 寸
	肘横纹至腋横纹	9 寸
胸腹部	胸骨上窝至胸剑联合	9 寸
	胸剑联合至脐中	8 寸
	脐中至耻骨联合上缘	5 寸
	两乳头之间	8 寸
下肢部	耻骨联合上缘至股骨内上髁上缘	18 寸
	胫骨内侧髁下方至内踝尖	13 寸
	股骨大转子至腘横纹	19 寸
	股骨内上髁上缘至胫骨内侧髁下	3 寸
	腘横纹至外踝尖	16 寸

第二个方法是同身寸法，一是拇指同身寸法，即人的大拇指指关节横纹的宽度是 1 寸，这个还是比较准确的。二是一夫法，即将患者的示指、

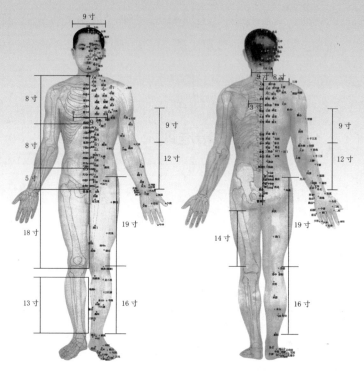

人体正面部分尺寸划分　　　人体背面部分尺寸划分

中指、无名指和小指四指并拢，通过中指中节横纹处的宽度为3寸。第三个方法是简便取穴法，如两手虎口自然平直交叉，一手示指按压在另一手腕后高骨上方，其示指尖下取列缺；站立时两手自然下垂，其中指尖下在下肢所触及处取风市。在这里要清楚一个概念，即每个人的寸都是定数，并不因为高矮或胖瘦而改变。

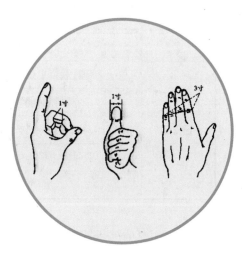

拇指同身寸法

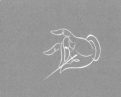

针 法 简 介

基本操作法

针刺前准备

体 位

　　临床上针刺的常用体位主要有仰卧位、侧卧位、俯卧位、仰靠坐位、俯伏坐位、侧伏坐位。详见表2。

表2　人体体位

体 位	适 用 部 位
仰卧位	头、面、胸腹部和上下肢部分腧穴
侧卧位	身体侧面的部分腧穴
俯卧位	头、项、脊背、腰骶部腧穴和上下肢背侧部分腧穴
仰靠坐位	前头、颜面和颈前等部位的部分腧穴
俯伏坐位	后头和项、背部的部分腧穴
侧伏坐位	头部的一侧、面颊及耳前后部位的部分腧穴

消　毒

消毒主要有三个方法，分别是高压蒸气灭菌法、药物浸泡消毒法以及煮沸消毒法。其中高压蒸气灭菌法需在压强 98 ～ 147 千帕、温度为 115℃～ 123℃的条件下进行，并保持 30 分钟以上；药物浸泡消毒法需在浓度为 75% 的酒精内浸泡 30 ～ 60 分钟；煮沸消毒法则需在沸水中持续 15 ～ 30 分钟。

进针法

押手（左手）的作用主要用于固定腧穴的位置，夹持针身，协助刺手（右手）进针，使针身有所依附，保持针身垂直，力达针尖，以利于进针，减少针痛和协助调节，控制针感。

具体的进针法有三种：

单手进针

单手进针多用于较短的毫针，尤其适宜于双穴同时进针。

双手进针

双手进针有四种，分别是：指切进针（爪切进针）适宜于短针的进针；夹持进针（骈指进针）适宜于长针进针；舒张进针主要用于皮肤松弛部位的腧穴；提捏进针主要用于皮肉浅薄部位的腧穴。

针管进针

针管进针多用于儿童和惧针者。

针刺的深度和角度

针刺的深度

针刺的深度有以下几个考虑因素：

年龄：年老体弱、气虚血亏者、小儿不宜深刺。

体质：对形瘦体弱者，宜相应浅刺；形盛体强者，宜深刺。

病情：阳证、新病宜浅刺；阴证、久病宜深刺。

部位：头面、胸腹及皮薄肉少处的腧穴宜浅刺；四肢臂、腹及肌肉丰厚处的腧穴宜深刺。

针刺的角度

针刺的角度有直刺、斜刺、平刺 3 种。直刺是指针身与皮肤表面呈 90° 左右垂直进针。适宜于人体大部分腧穴；斜刺是指针身与皮肤表面呈 45° 左右倾斜进针，适宜于肌肉浅薄处或内有重要脏器，或不宜直刺、深刺的腧穴；平刺是指针身与皮肤表面呈 15° 左右沿皮进针，适宜于皮薄肉少部位的腧穴。

行针法

基本手法

针刺的基本手法有提插法和捻转法两种。

提插法

针刺达到一定深度后，用右手中指指腹扶持针身，指端抵住腧穴表面，拇、示两指捏住针柄，将针由深至浅层，再由浅层至深层，如此反复地上提下插。提插的幅度大、频率快，其刺激量就大；反之刺激量就小。提插的幅度、频率及时间，应视患者的体质、病情、腧穴的部位及行针者想要达到的目的而定。

捻转法

针刺达到一定深度后，以右手拇指、示指和中指持住针柄，进行一前一后地来回旋转捻动的操作方法。捻转角度大、频率快，其刺激量就大；反之刺激量就小。捻转的角度、频率及时间，应视患者的体质、病情、腧穴的部位及行针者想要达到的目的而定。

辅助手法

针刺时为了促使得气和加强针感，会采用一些辅助方法。

循 法

指用手指顺着经脉循行的路线，在所刺腧穴的上下部慢慢循按的方法。此法可以推动气血，激发经气，促使针后易于得气。

弹 法

指针刺达到一定深度后，用手指轻轻叩弹针柄或针尾，使针身轻微地震动。此法可以催气、行气。

刮 法

指毫针刺入腧穴一定深度后，用拇指指腹抵住针尾，以示指或中指指甲轻刮针柄的方法。此法在针刺不得气时用之可激发经气，若已得气可以加强针刺感应的传导和扩散。

摇 法

指毫针刺入腧穴一定深度后，手持针柄轻轻摇动针体。一是直立针身而摇，以加强得气的感应；二是卧倒针身而摇，使经气向一定的方向传导。

飞 法

指毫针刺入腧穴一定深度后用右手拇、示指夹持针柄，细细轻微捻搓数次，然后张开两指，一搓一放，反复数次，状如飞鸟展翅，故称飞法。此法可以催气、行气，并使针刺感应增强。

震颤法

指针刺一定深度后，右手持针柄，用小幅度、快频率的提插、捻转手法，使针身轻微震颤的方法。此法可以促使针下得气，增强针刺感应。

| 单式补泻 |

基本补泻

捻转补泻

针下得气后，捻转角度小，用力轻，频率慢，操作时间短者为补法；反之为泻法。

提插补泻

针下得气后，先浅后深，重插轻提，提插幅度小，频率慢，操作时间短，以下插用力为主者为补法；反之为泻法。

其他补泻

疾徐补泻

进针时徐徐进入，少捻转，疾速出针者为补法；反之为泻法。

迎随补泻

进针时针尖随着经脉循行去的方向刺入为补法；针尖迎着经脉循行来的方向刺入为泻法。

呼吸补泻

患者呼气时进针，吸气时出针为补法；反之为泻法。

开阖补泻

出针时迅速按针孔为补法；出针时摇大针孔而不按为泻法。

平补平泻

进针得气后均匀的提插、捻转后即可出针。

何谓得气

得气的表现

进行针刺时，患者所产生的酸、胀、重、麻、疼痛或触电样反应等针感以及行针者刺手手下的沉紧等感觉，即为得气。

临床意义

1. 得气与否和疗效有关

《灵枢·九针十二原》有"刺之要，气至而有效"之说。针刺的根本作用在于通过针刺腧穴，激发经气，调整阴阳，补虚泻实，达到治病的目的。针刺气至，说明经气通畅、气血调和，并通过经脉、气血的通畅，调整元神，使元神发挥主宰功能，则相应的脏腑器官、四肢百骸功能亦起到平衡协调，消除病痛。

2. 得气迟速与疗效有关

针下得气，是人体正气在受刺腧穴的应有反应。针下气至的速迟，虽然表现于腧穴局部或所属经络范围，但是能够观测机体的正气盛衰和病邪轻重，从而对判断病候好转或加重的趋向以及针刺效果的快慢等有一个基本了解。

3. 得气与补泻手法有关

针下得气是施行补泻手法的基础和前提，《针灸大成》记载："若针下气至，当察其邪正，分清虚实。"说明针下得气，尚有正气、邪气之分。如何分辨，则根据《灵枢·终始》所说"邪气来也紧而疾，谷气来也徐而和"的不同，辨别机体的气血、阴阳、正邪等盛衰情况，施以或补或泻的手法。

| 针刺宜忌 |

患者在过于饥饿、疲劳或精神过度紧张时，不宜立即进行针刺。对身体瘦弱、气虚血亏的患者，进行针刺时手法不宜过强，并应尽量选用卧位。

妇女怀孕 3 个月者，不宜针刺小腹部的腧穴。若怀孕 3 个月以上者，腹部、腰骶部腧穴也不宜针刺。至于三阴交、合谷、昆仑、至阴等一些通经活血的腧穴，在怀孕期亦应予禁刺。妇女行经时，若非为了调经，亦不应针刺。

小儿囟门未闭合时，头顶部的腧穴不宜针刺；自发性出血或损伤后出血不止的患者，不宜针刺；皮肤有感染、溃疡、瘢痕的部位，不宜针刺；对胸、胁、腰、背脏腑所内居之处的腧穴，不宜直刺、深刺。肝脾肿大、肺气肿患者更应注意。

针刺眼区和项部的风府、哑门等穴以及脊椎部的腧穴，要注意掌握一定的角度，更不宜大幅度地提插、捻转和长时间的留针，以免伤及重要组织器官，产生严重的不良后果。

对尿潴留患者在针刺小腹部腧穴时，也应掌握适当的针刺方向、角度、深度等，以免误伤膀胱，出现意外事故。

异常情况处理与预防

晕　针

晕针是在针刺过程中患者发生晕厥的现象。这是可以避免的，行针者应该注意防止。

遇到晕针这种情况，应立即停止针刺，将针全部起出。使患者平卧，注意保暖，轻者仰卧片刻，给饮温开水或糖水后，即可恢复正常。重者在上述处理基础上，可刺人中、素髎、内关、足三里穴，灸百会、关元、气海等穴，即可恢复。若仍不省人事，呼吸细微，脉细弱者，可考虑配合其他治疗或采取急救措施。

对于晕针应注重预防。如对初次接受针刺治疗或精神过度紧张，身体虚弱者，应先做好解释，消除对针刺的顾虑，同时选择舒适的体位，最好采用卧位，选穴宜少，手法要轻。若饥饿、疲劳、大渴时，应令进食、休息、饮水后再予针刺。行针者在针刺过程中要精神专一，随时注意观察患者的神色，询问患者的感觉，一旦有不适等晕针先兆，可及早采取处理措施，防患于未然。

滞　针

在行针时或留针后行针者感觉针下涩滞，捻转、提插、出针均感困难而患者感觉痛剧时，称为滞针。

若患者精神紧张，局部肌肉过度收缩，可稍延长留针时间，在滞针腧穴附近进行循按或叩弹针柄，或在附近再刺一针，以宣散气血，缓解肌肉紧张。若行针不当，或单向捻针而致者，可向相反方向将针捻回，并用刮柄、弹柄法，使缠绕的肌纤维回释，即可消除滞针。

对精神紧张者，应先做好解释工作，消除患者不必要的顾虑。注意行针的操作手法和避免单向捻转，若用搓法时，应注意与提插法的配合，则可避免肌纤维缠绕针身而防止滞针的发生。

弯　针

弯针是指进针时或针刺入腧穴后，针身在体内形成弯曲。

出现弯针后，不得再行提插、捻转等手法。如系轻微弯曲，应慢慢将针起出。若弯曲角度过大，则应顺着弯曲方向将针起出。若由患者移动体位所致，应使患者慢慢恢复原来的体位，局部肌肉放松后，再将针缓缓起出，切忌强行拔针，以免使针断入体内。

行针者进针手法要熟练，指力要均匀，并要避免进针过速、过猛。选择适当体位，在留针过程中，嘱咐患者不要随意变动体位，注意保护针刺部位，针柄不得受外物碰撞和压迫。

断　针

断针或折针是指针体折断在人体内。若能针前做好针具的检修，施针时加以应有的注意，是可以避免的。

碰到这种情况，行针者必须从容镇静，嘱咐患者切勿变动原有体位，以防断针向肌肉深部陷入。若残端部分针身显露于体外，可用手指或镊子将针起出。若断端与皮肤相平或稍凹陷于体内者，可用左手拇、示两指垂直向下挤压针孔两侧，使断针暴露于体外，右手持镊子将针取出。若断针完全深入皮下或肌肉深层，则应在 X 线下定位，手术取出。

　　为了防止断针，应认真仔细地检查针具，对不符合质量要求的针具，应剔出不用。避免过猛、过强的行针。针刺时更不宜将针身全部刺入腧穴，应留部分针身在体外，以便于针根折断时取针。在进针行针的过程中，如发现弯针，则应立即出针，切不可强行刺入、行针。

血　肿

　　针刺的部位出现皮下出血而引起的肿痛，称为血肿。

　　若微量的皮下出血而局部有小块青紫，一般不必处理，可以自行消退。若局部肿胀疼痛较剧，青紫面积大而且影响到活动功能时，可先作冷敷止血后，再加以热敷或在局部轻轻揉按，以促使局部瘀血消散吸收。

　　血肿也可以预防。应仔细检查针具，熟悉人体解剖部位，避开血管针刺，出针时立即用消毒干棉球揉按压迫针孔。

| 常见针具 |

　　针是针刺的主要工具，古代有九针，其形状、名称、用途各不相同。目前的针具是从古代九针的基础上发展而来，不仅制针的质料有金、银、合金及不锈钢等不同，而且制针的工艺和形式亦有区别。临床常用的有毫针、三棱针、皮肤针、皮内针等多种，而毫针是针灸临床上应用最广泛的针具。

毫　针

毫针的结构可分五个部位，以铜丝或银丝紧紧缠绕的部分称为针柄，其顶端称为针尾，针的尖端锐利部分称为针尖，针柄与针尖之间称为针身，针柄与针身连接部分称为针根。

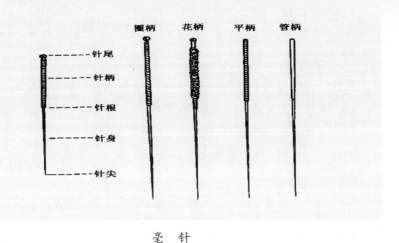

毫　针

毫针的规格长短粗细是指针身而言，请看长度规格表以及粗细规格表。

表 3　长度规格表

旧规格 （单位：寸）	0.5	1	1.5	2	2.5	3	4	4.5	5	6
新规格 （单位：毫米）	15	25	40	50	65	75	100	115	125	150

表 4　粗细规格表

号　数	26	27	28	29	30	31	32	33	34	35
直　径 （单位：毫米）	0.45	0.42	0.38	0.34	0.32	0.30	0.28	0.26	0.24	0.22

一般临床以 25 ～ 75 毫米（1 ～ 3 寸）长和直径为 0.32 ～ 0.38 毫米
（28 ～ 30 号）的毫针最为常用。

三棱针

三棱针刺法是用三棱针点刺穴位或浅表血络，放出少量血液，以防
治疾病的方法，亦称"刺络法"。适用于急证、热证、实证、瘀证、痛
证等病。

三棱针一般使用不锈钢制成，针长约 6 厘米，针柄呈圆柱形，针身呈
三棱针，尖端三面有刃，针尖锋利。

点刺法

针刺前先推按被刺穴位部，使血液积聚于针刺部位，经常规消毒后，
左手拇指、示指、中指三指夹紧被刺部位或穴位，右手持针，对准穴位迅
速刺入 0.1 ～ 0.2 寸深，随即将针退出，轻轻挤压针孔周围，使出血少许，
然后用消毒棉球或棉签按压针孔。多用于手指或足趾末端穴位，如十宣、
十二井或者头面部的太阳、印堂、上星等。

散刺法

此法是对病变局部周围进行点刺的一种方法，根据病变部位大小的不
同，可刺 10 ～ 20 针以上，由病变外缘呈环形向中心点刺，以消除瘀血或
水肿，达到活血化瘀、通经活络的作用。多用于局部瘀血、肿瘤、顽癣。

挑刺法

此法是以三棱针挑断皮下白色纤维组织，用以治疗某种疾病的一种方法。操作时先常规消毒，将针横向刺入穴位皮肤，挑破皮肤 0.2 ～ 0.3 厘米，然后再深入皮下，挑断皮下白色纤维组织，以挑尽为止。术后碘酒消毒，敷上无菌纱布，用胶布固定。对一些惧怕疼痛的患者，可先用 0.5% 普鲁卡因少许打一皮丘，再行挑治。挑治的部位，根据不同病症有三种选点法：

一是以痛为腧选点法：如肩周炎，即在肩关节部位寻找痛点或敏感点挑刺；甲状腺功能亢进，在甲状腺凸起部位挑刺。

二是以脊髓神经分布特点选点法：如颈椎病、颈部淋巴结肿大、咽喉肿痛、甲状腺功能亢进等，可在颈项部选点挑刺；慢性前列腺炎、肛门痔疮等取腰骶部八髎穴挑治。

三是以脏腑器官病变选取相应腧穴法：如背俞穴或背俞穴邻近阳性反应点挑刺。挑刺的点可以是穴位或者阳性反应点（痛点、丘疹或条索状物），但要注意与痣、毛囊炎、色素斑等相鉴别。挑治的工具除了三棱针外，还可以用员利针，或者眼科用的角膜钩改制成的"钩状挑治针"等。

泻血法

常规消毒后，将左手拇指压在被刺部位下端，上端用橡皮管结扎，右手持三棱针对准被刺部位静脉，迅速刺入脉中 0.05 ～ 0.1 寸深，然后出针，使其流出少量血液，出血停止后，以消毒棉球按压针孔。出血时也可以按静脉上端，以助瘀血排出，毒邪得泄。此法常用于肘窝、腘窝及太阳穴等处的浅表静脉，用以治疗中暑、急性腰扭伤、急性淋巴管炎等疾病。

皮肤针

皮肤针刺法属于丛针浅刺法，是由多支不锈钢短针集成一束，叩刺人体体表一定部位，以防治疾病的一种方法。适用于热证、瘀证、痛证及皮肤科病证。

皮肤针外形似小锤状，针柄有硬柄和软柄两种规格，软柄有弹性，一般用牛角做成，长度 15 ～ 19 厘米，一端附有莲蓬状的针盘，下边散嵌着不锈钢短针。根据针的数目多少不同，有梅花针（五支针）、七星针（七支针）、罗汉针（十八支针）。

硬柄和软柄两种皮肤针的持针方式略有不同。硬柄皮肤针的持针式是右手握住针柄，以拇指、中指挟持针柄，示指置于针柄中段之上，无名指和小指将针柄固定在小鱼际处；软柄皮肤针的持针式是将针柄末端固定在掌心，拇指在上，示指在下，其余手指呈握拳状握住针柄。

常规消毒后，将针尖对准叩刺部位，使用手腕之力，将针尖垂直叩打在皮肤上，并立即弹起，反复进行。

根据患者的体质、病情、年龄、叩刺部位的不同，叩刺有弱、中、强三种强度。弱刺激适用于老年人、久病体弱、孕妇、儿童以及头面五官肌肉浅薄处。强刺激适用于年壮体强以及肩、背、腰、臀、四肢等肌肉丰厚处。中刺激适用于多数患者，除头面、五官等肌肉浅薄处外，其余部位均可选用。

叩刺部位有以下几种：

循经叩刺

指沿着经脉循行路线进行叩刺，常用于颈项、腰背骶部的督脉经、膀胱经为主，其次是四肢肘、膝以下的三阴经、三阳经，可以治疗其相应的脏腑经络病变。

穴位叩刺

指选取与所治病证相关的穴位叩刺，主要指某些特定穴、华佗夹脊穴和阳性反应点。

局部叩刺

指在病变局部进行叩刺，如头面五官疾病、关节病变、局部扭伤、顽癣等病症。

皮内针

皮内针刺法又称"埋针法"，是以特制的小型针具刺入并固定于腧穴部位皮内或皮下，进行较长时间埋藏的一种方式，与古代的"静以久留"意义相似。其作用是给皮部以微弱而较长时间的刺激，达到防治疾病的目的。常用于某些慢性顽固性疾病，以及一些经常发作的疼痛性疾病，如高血压、神经衰弱、三叉神经痛、偏头痛、面肌痉挛、支气管哮喘、胃脘痛、胆绞痛、关节痛、扭挫伤、月经不调、痛经、遗尿等病。

皮内针是以不锈钢丝制成的小针，有颗粒型和揿针型两种。颗粒型（麦粒型）针身长约 1 厘米，针柄形似麦粒或者呈环形，针身与针柄成一直线；揿针型（图钉型）针身长 0.2 ～ 0.3 厘米，针柄呈环形，针身与针柄呈垂直状。

皮内针的操作方法有两种：

颗粒型皮内针法

常规消毒后，以左手拇、示指按压穴位周围皮肤，稍用力将针刺部位的皮肤撑开固定。右手用小镊子夹住针柄，沿皮下将针刺入皮内，针身可沿皮下平行埋入 0.5 ～ 1 厘米。针刺的方向一般与经脉循行的方向呈十字形交叉，针刺入皮内后，露在外部的针身和针柄下的皮肤表面之间贴一小块胶布，然后再用一条较前稍大的胶布覆盖在针上，这样就可以保持针身固定在皮内，不会因运动等影响而致针具移动或丢失。

揿针型皮内针法

皮肤消毒后，以小镊子或持针钳夹住针柄，将针尖对准选定穴位轻轻刺入，然后以小方块胶布粘贴固定。此外，也可以将针柄放在预先剪好的小方块胶布上粘住，使用时将胶布连针一起直接刺入穴位上面。此法常用于面部、耳部穴位。

皮肤针埋藏的时间一般为 1 ～ 2 天，多则 6 ～ 7 天，暑热天气埋藏时间不宜超过 2 天，平时注意检查，以防感染。

耳　针

耳针是指使用短毫针针刺或其他方法刺激耳穴以诊治疾病的一种方法。古代医著中就有"耳脉"、耳与脏腑经络的生理病理关系，以及借耳诊治疾病的理论和方法等记载。30 余年来，通过大量的临床实践和实验研究，耳穴诊治方法迅速发展，已初步形成了耳穴诊治体系。耳穴在耳郭上的分布有一定的规律，一般与头脑、面部相应的耳穴多分布在耳垂和对耳屏；与上肢相应的耳穴多分布在耳舟；与躯体和下肢相应的耳穴多分布在对耳轮体部和对耳轮上下脚；与腹腔脏器相应的耳穴多分布在耳甲艇；与胸腔脏器相应的耳穴多分布在耳甲腔；与消化道相应的耳穴多分布在耳轮脚周围；与耳鼻咽喉相应的耳穴多分布在耳屏四周。

适应证

耳针在临床治疗的疾病很广，不仅用于治疗许多功能性疾病，而且对一部分器质性疾病也有一定疗效。其适应证举例如下：

1. 各种疼痛性疾病

对于头痛、偏头痛、三叉神经痛、肋间神经痛、带状疱疹、坐骨神经痛等神经性疼痛；扭伤、挫伤、落枕等外伤性疼痛；五官、颅脑、胸腹、四肢各种外科手术后所产生的伤口痛；麻醉后的头痛、腰痛等手术后遗痛，均有较好的止痛作用。

2. 各种炎症性疾病

对于急性结核膜炎、中耳炎、牙周炎、咽喉炎、扁桃体炎、腮腺炎、气管炎、肠炎、盆腔炎、风湿性关节炎、面神经炎、末梢神经炎等，有一定的消炎止痛功效。

3. 一些功能紊乱性疾病

对于眩晕、心律不齐、高血压、多汗症、肠道功能紊乱、月经不调、遗尿、神经衰弱、癔症等，具有良性调整作用，促进病症的缓解和痊愈。

4. 过敏与变态反应性疾病

对于过敏性鼻炎、哮喘、过敏性结肠炎、荨麻疹等，有消炎、脱敏、改善免疫的功能。

5. 内分泌代谢性疾病

对于单纯性甲状腺肿、甲状腺功能亢进、绝经期综合征等，有改善症状、减少药量等辅助治疗作用。

6. 部分传染病

对于菌痢、疟疾、青年扁平疣等，有恢复和提高机体的免疫防御功能，加速疾病的治愈。

7. 各种慢性病

对于腰腿痛、肩周炎、消化不良等，有改善症状、减轻痛苦的作用。

　　耳针除用于上述疾病外，还可用于针刺麻醉中（耳针麻醉），也可用于妇产科方面，如催产、催乳等。也能用于预防感冒、晕车、晕船，以及预防和处理输血、输液反应。此外，还可用于戒烟、减肥，国外还用于戒毒等。

耳穴辅助诊断方法

　　人体有不适时，往往会在耳郭上的一定部位出现各种阳性反应，如相关部位的耳穴电阻值下降、痛阈值降低、皮肤色泽、形态改变等。耳郭上耳穴部位的阳性反应，既是辅助诊断的依据，也是治疗疾病的刺激点，因而探查阳性反应点是正确使用耳穴诊治的重要操作内容。

　　耳穴探查方法很多，常用的有三种：

1. 望诊法

　　用肉眼或放大镜在自然光线下，直接观察耳郭皮肤有无变色变形等征象，但应排除色素痣、冻疮及随生理变化而出现的假阳性反应等。

2. 压痛法

　　用弹簧探棒等在与疾病相应的部位由周围向中心，以均匀的压力仔细探查。当患者出现皱眉、眨眼、呼痛、躲闪等反应，且与周围有明显差异者，可作为诊治时参考。

3. 电测法

　　用耳穴电子探测仪器，测定皮肤电阻、电位、电容等变化，如电阻值降低，导电量增加，形成良导电者，可供参考等。

临床应用时，应互相参照，有机结合，才能全面了解阳性反应点的位置与变化，摒除假阳性，为耳针诊治提供依据。

处方选穴原则

耳针法临床常用的处方选穴原则主要有：按部处方选穴法，即根据患者患病部位，选取相应耳穴，如胃病取胃穴、目病取眼穴、肩痹取肩关节穴等。辨证处方选穴法，根据藏象学说、经络学说，选取相应耳穴，如骨痹、耳聋耳鸣、脱发等取肾穴，因肾主骨，开窍于耳，其华在发，故取肾穴主之；又如偏头痛，属足少阳胆经的循行部位，可取胆穴治之。根据现代医学理论取穴法，如月经不调取内分泌穴，消化道溃疡取皮质下、交感穴等。根据临床实践经验取穴法，如神门穴有较明显的止痛、镇静作用，耳尖穴对外感发热、血压偏高等有较好的退热、降压效果等。

上述耳针处方选穴原则，既可单独使用，亦可配合互用。选穴时要掌握耳穴的共性和特性，用穴要少而精。

操作方法

首先要准确定位耳穴。根据处方所列耳穴，在穴区内探寻阳性反应点，作好标记，为施治的刺激点。耳郭组织结构特殊，使用耳针法时，必须实施两次消毒法，严格消毒。即除了针具与行针者手指消毒外，耳穴皮肤应先用2%碘酊消毒，再用75%乙醇消毒并脱碘。耳穴的刺激方法较多，应根据患者、病情、穴位、时令等具体情况灵活选用。

刺激方法

1. 毫针法

即用毫针刺激耳穴以治疗疾病的方法。进针时，行针者用左手拇指、示指两指固定耳郭，中指托着针刺部位的耳背，这样既可掌握针刺的深度，又可减轻针刺时的疼痛，用右手持针，在选定的反应点或耳穴处进针。进针的方法有捻入法和插入法两种。针刺的深度应视耳郭局部的厚薄、穴位的位置而定，一般刺入 2～3 分深即可达软骨，其深度以毫针能稳定而不摇摆为宜，但不可刺透耳郭背面皮肤。刺激强度应根据患者的病情、体质、耐痛度而灵活掌握。针刺手法以小幅度捻转为主。若局部感应强烈，可不行针。留针时间一般是 20～30 分钟，慢性病、疼痛性疾病可适当延长，小儿、老年人不宜多留。起针时，左手托住耳背，右手起针，并用消毒干棉球压迫针孔，以防出血，必要时再用 2% 碘酒棉球涂擦一次。一般来说，急性病证，两侧耳穴同用；慢性病证，每次用一侧耳郭，两耳交替针刺，7～10 次为一疗程，疗程间歇 2～3 天。耳针疗效的高低与取穴的准确有关，为提高疗效，特别是对疼痛一类的急性病，可采用一穴多针法。

2. 电针法

指将传统的毫针法与脉冲电流刺激相结合的一种方法。利用不同波形的脉冲电刺激，强化针刺耳穴的刺激作用，从而达到增强疗效的目的。凡适合耳针治疗的疾病均可采用。具体方法是将毫针分别刺入所选定的耳穴后，把性能良好的电针仪的电流输出调节旋钮拨至"0"位，然后将一对输出导线之正负极分别连接在两根毫针柄上，选择好所需的波形和频率，再打开电针仪的开关，慢慢调节电流输出旋钮，使电流强度逐渐增大至所需的刺激量。治疗完毕后可先将旋钮拨回"0"位，再关闭电源开关，撤去导线，最后起针。一般每次通电时间以 10 ～ 20 分钟为宜，疗程与毫针法相同。

3. 埋针法

指将皮内针埋于耳穴内，作为一种微弱而持久的刺激，达到治疗目的的方法。具有持续刺激、巩固疗效等作用，适用于一些疼痛性疾病、慢性病，或因故不能每天接受治疗的患者，也可用于巩固某些疾病治疗后的疗效。操作方法是严格消毒局部皮肤，行针者左手固定耳郭，绷紧耳针处的皮肤，右手用镊子夹住消毒后的皮内针柄，轻轻刺入所选耳穴内，一般刺入针体的2/3，再用胶布固定。注意用揿针型皮内针时，因针环不易拿取，可直接将针环贴在预先剪好的小块胶布上，再按揿在耳穴内。一般仅埋患侧单耳，每次埋针3 ～ 5 穴，每日自行按压 3 ～ 5 次，留针 3 ～ 5 天。必要时也可埋两耳。若埋针处痛甚时，可适当调整针尖方向和深浅度，埋针处不要淋湿浸泡，夏季埋针时间不宜过长，埋针后耳郭局部跳痛不适，需及时检查埋针处有无感染，若有感染现象，起针后针眼处红肿或有脓点，当立即采取相应措施。

4. 压籽法

指选用质硬而光滑的小粒药物种子或药丸等贴压耳穴以防治疾病的方法，又称压豆法、压丸法，是在毫针、埋针治病的基础上产生的一种简易方法。不仅有毫针、埋针同样的疗效，而且安全、无创、无痛，且能起到持续刺激的作用，易被患者接受。此法适用于耳针治疗的各种病症，特别适宜于老年人、儿童、惧痛的患者和需要长期进行耳穴刺激的患者。压籽法所用材料可因地制宜，植物种子、药物种子、药丸等，凡是具有表面光滑、质硬无不良反应、适合贴压穴位面积大小的物质均可选用，如王不留行子、油菜籽、莱菔子、六神丸、喉症丸、绿豆、小米等。操作方法是先在耳郭局部消毒，将材料黏附在 0.5×0.5 厘米大小的胶布中央，然后贴敷于耳穴上，并给予适当按压，使耳郭有发热、胀痛感（即得气）。一般每次贴压一侧耳穴，两耳轮流，3 天 1 换，也可两耳同时贴压。在耳穴贴压期间，应嘱患者每日自行按压数次，每次每穴 1～2 分钟。使用此法时，应防止胶布潮湿或污染；耳郭局部有炎症、冻疮时不宜贴压；对胶布过敏者，可缩短贴压时间并加压肾上腺、风溪穴，或改用毫针法；按压时，切勿揉搓，以免搓破皮肤，造成感染。临床应用中，也有根据病情需要选用一些药液将王不留行子或其他压耳的种子浸泡，可起到压耳与药物的共同治疗作用，以提高疗效。

5. 温灸法

指用温热作用刺激耳郭以治疗疾病的方法，有温经散寒、疏通经络的功效，多用于虚证、寒证、痹证等，温灸的材料可用艾条、艾绒、灯心草、线香等。艾条灸可温灸整个耳郭或较集中的部分耳穴。艾炷灸时，先用大蒜汁涂在选好的耳穴上，然后将麦粒大小的艾炷黏附其上，用线香点燃施灸，当皮肤感到灼热即换炷再灸，一般每次灸 1～3 穴，每穴灸 3～9 壮，此法适用于面瘫、腰腿痛、疟腮、缠腰火丹、痹证等。灯心草灸，即将灯心草的一端浸蘸香油后，用火柴点燃，对准耳穴迅速点灸，每次 1～2 穴，两耳交替，适用于疟腮、目赤肿痛、缠腰火丹等。若需对单个耳穴施灸时，可将线香点燃后，对准选好的耳穴施灸，香火距皮肤约 1 厘米，以局部有温热感为度，每穴灸 3～5 分钟，适用于腰腿痛、落枕、肩凝症等。温灸耳穴，应注意不要烧燃头发和烫伤皮肤。

6. 刺血法

用三棱针在耳郭皮肤上刺出血的治疗方法，有镇静开窍、泄热解毒、消肿止痛、祛瘀生新等作用，用于实热、阳闭、瘀血、热毒等多种病症。操作方法是先按摩耳郭使其充血，常规消毒后，手持针具用点刺法在耳穴处放血 3～5 滴，然后用消毒干棉球擦拭、按压止血。一般隔日 1 次，急性病可 1 天 2 次。孕妇、出血性疾病和凝血功能障碍者忌用，体质虚弱者慎用。

7. 水针法

即药物穴位注射法，用微量药物注入耳穴，通过注射针对耳穴的刺激及注入药物的药理作用达到治疗疾病目的的方法。根据病情选用相应的注射药液，所用针具为 1 毫升注射器和 26 号注射针头。将抽取的药液缓慢地注入耳穴的皮下，每次 1～3 穴，每穴注入 0.1～0.3 毫升，隔日 1 次，7～10 次为一疗程。使用本法应注意严格消毒，做到无菌操作；凡能导致过敏反应的药物，如青霉素、普鲁卡因，须先作皮肤过敏试验，阴性者方可使用。要了解所选药物的药理作用、禁忌证、有效期，对有较大不良反应或刺激性以及超过有效期的药物都不能使用。

8. 磁疗法

指用磁场作用于耳穴治疗疾病的方法，具有镇痛、止痒、催眠、止喘和调整植物神经功能等作用，适用于各类痛证、哮喘、皮肤病、神经衰弱、高血压等。如用直接贴敷法即把磁珠放置在胶布中央直接贴于耳穴上（类似压籽法），或用磁珠或磁片异名极在耳郭前后相对贴，可使磁力线集中穿透穴位，更好地发挥作用。间接贴敷法则是用纱布或薄层脱脂棉把磁珠

（片）包起来，再固定在耳穴上，这样可减少磁珠（片）直接接触皮肤而产生的某些不良反应。磁疗时，采用的磁体不宜过多过大，磁场强度不宜过强，有5%～10%的患者在行磁疗时出现头晕、恶心、乏力、局部灼热或刺痒等不良反应，若持续数分钟不消失时，可将磁体取下，即可消失。

9. 光针法

又称耳穴激光照射，是用对人体组织有刺激作用和热作用的激光照射耳穴以治疗疾病的方法，是古老的耳针和现代激光技术相结合的一种新疗法。此法无痛无创，简便易行，适应证广，特别适宜于治疗高血压、哮喘、心律不齐、痛经、过敏性鼻炎、复发性口疮等。目前临床常用的是氦-氖激光治疗仪，使用时，应调节电压至红色激光束稳定输出时，即可顺序照射耳穴，每次照1～3穴，每穴照3～5分钟，10次为一疗程。切忌眼睛直视激光束，以免损伤，必要时可戴防护镜。

10. 按摩法

指在耳郭不同部位用手进行按摩、提捏、点掐以防治疾病的方法，常用的方法有自身耳郭按摩法和耳郭穴位按摩法。前者包括全耳按摩、手摩耳轮和提捏耳垂。全耳按摩，是用两手掌心依次按摩耳郭腹背两侧至耳郭充血发热为止；手摩耳轮，是两手握空拳，以拇、示两指沿着外耳轮上下来回按摩至耳轮充血发热为止；提捏耳垂，是用两手由轻到重提捏耳垂3～5分钟。以上方法可用于多种疾病的辅助治疗和养生保健。耳郭穴位按摩法是医生用压力棒点压或揉按耳穴，也可将拇指对准耳穴，示指对准与耳穴相对应的耳背侧，拇、示两指同时掐按。此法可用于耳针疗法的各种适应证。

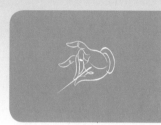

头部常用穴位

下文主要介绍临床上常用的且比较有效、操作简便的头部穴位以及它们所主治的一些病症，在生活中可以自己操作。古人对穴位有过论述，"凡诸孔穴，名不徒设，皆有深意"，也就是说，人体的穴位有很多的名称，但是这些名称是古人根据其部位、作用或者用天象地域的比喻以后来进行命名的，这是中华民族文化的一个部分。在给外国学生上课讲授穴位的时候，以前用的是编号，就是某某穴位是几号，外国学生用这种死记硬背的方法容易一点，但对理解穴位的深奥含义会带来局限，所以近年来国外的针灸学将中文拼音加入到穴位上，假如学习者有兴趣的话可以先学习拼音再了解穴位。

头部的常用穴位如下。

头顶百会升提气

归经定位

归属督脉。在人体两耳尖连线正中。抑或者是前发际正中上 5 寸，后发际正中上 7 寸。

主治病症

头部疾病；高血压；低血压；头晕；肛门脱垂、子宫脱垂、胃下垂。

趣味知识

百会穴位于头部的最顶端，是各经脉汇聚之处，所以这个穴位又叫三阳五会穴，它能够通达阴阳外膜，连贯周身经穴，对于调节机体的阴阳平衡起着重要的作用。

轶闻趣事

名医扁鹊在行医时，有一次经过一个国家叫虢国，发现举国都在准备办丧事。他打听了一下，了解到虢国的太子已经濒临死亡，所以举国都在准备丧事。扁鹊听了以后就寻找机会接近所谓的虢太子尸体，仔细诊察后发现太子腋下、大腿根部还有余温，便认为太子实际上是尸厥。中医学里的尸厥是形容一个人快要死亡的时候，阳气暴脱，四肢不温，只有心窝部还有些体温。扁鹊在太子心窝处可以觉察到其心脏在微微跳动。尸厥的患

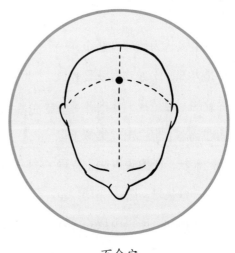

百会穴

者在临床上往往是比较危重的，通过比较强有力的医疗措施才能够救治回来。扁鹊医术高明，他用了三阳五会穴也就是百会穴，针灸此穴，再给虢太子内服一些其他中药，最后把他救活。

头痛枕骨寻风池

归经定位

归属足少阳胆经。在枕骨的下缘，胸锁乳突肌与斜方肌中间的凹陷处。

主治病症

头痛；中风；预防保健。

趣味知识

中医认为风邪有两个，一个是外邪，比如感冒就是外风导致的。但是我们体内在某些病理状态下也会出现类似于风邪的症状，比方说肝阳上亢导致的一些头晕、眼睑瞤动，也叫肝风内动，所以中风的患者也是内风所导致的。从穴位命

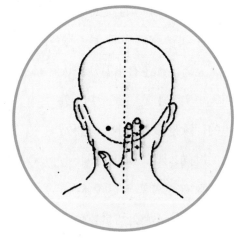

风池穴

名上可以看出，风池主要是治疗风邪所导致的病症。所谓的池实际上就是水汇聚之处，那么风池穴也就是我们所指的风邪汇聚的地方，刺激这个穴位可以治疗一些风邪的病症。

轶闻趣事

陈寿所著的《三国志》记载，太祖曹操患头风，经常头痛得厉害，于是他就招华佗为御医。头痛发作时，华佗就给他针头部的穴位，大概就是风池穴。曹操每次扎针以后，头痛便得到缓解，可见风池穴治疗头痛的效果是比较理想的。

奇穴太阳治晕眩

归经定位

归属经外奇穴。眉毛的末梢和眼角连线的中点后1寸。

主治病症

头痛；头晕；视物不清；三叉神经痛。

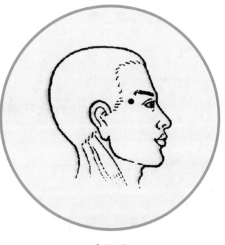

太阳穴

趣味知识

古人将太阳穴所在的部位叫作太阳，所以就叫太阳穴。太阳穴位于头部颅骨最为脆弱的地方，而且颅骨内这一位置的血管分布非常丰富，一旦被重力击中会造成脑部受伤出血，甚至会危及生命。

眼部不适睛明治

归经定位

归属足太阳膀胱经。眼内眦角上 0.1 寸。

主治病症

视物不清；迎风流泪；干眼综合征。

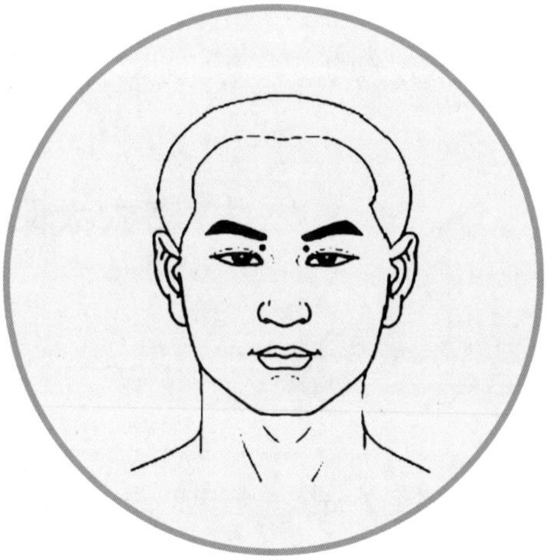

睛明穴

下关可解面瘫疾

归经定位

归属足阳明胃经。在面部，在颧骨下缘中央与下颌切迹之间的凹陷中。

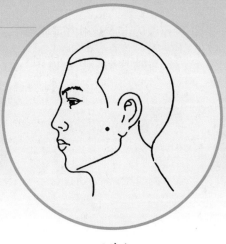

下关穴

主治病症

三叉神经痛；面瘫；耳鸣耳聋。

趣味知识

开合锁咬的部位是关，即开合嘴巴比较重要的关键部位。之所以称之为下关是因为它在颧骨的下边，同样的道理，颧骨上缘还有个穴位叫上关，所以这个穴位是按照部位来命名的。

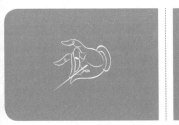

上肢部常用穴位

上肢部的常用穴位不仅可以治疗上肢的病症，也可以治疗远道的病症，比如头部的一些病症。

｜ 曲池宜在屈肘寻 ｜

归经定位

归属手阳明大肠经，合穴。屈肘成直角，在肘横纹外侧端与肱骨外上髁连线的中点；用力完全屈肘时，当肘横纹顶端的凹陷处。

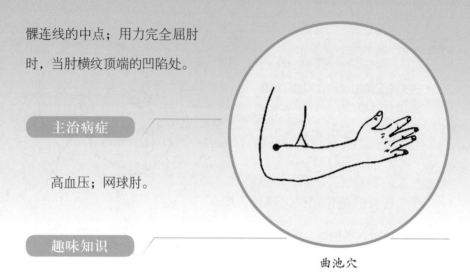

曲池穴

高血压；网球肘。

"曲"是弯曲的意思，"池"是水汇聚的地方。在中医学里常常用水流的情况来比喻脉气流动的情况，水流汇聚的地方往往用池、海这些来命名。曲池就是脉气汇聚的地方。

虎口巧把合谷藏

归属手阳明大肠经。手并拢，在第1、2掌骨之间隆起处即为合谷穴。简便取穴法：将一手的拇指、示指两指张开，用另一手的拇指关节横纹放在指蹼缘上，当拇指尖下即是。

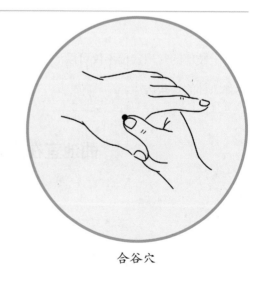

合谷穴

主治病症

面瘫、面肌抽搐、三叉神经痛、牙痛；腹泻、腹痛；月经疼痛、滞产。

趣味知识

"合"是并拢的意思，"谷"是两座山峰之间凹陷的地方。合谷穴实际上是把手并拢，位于第一、第二掌骨之间的穴位，所以它是用部位来命名的，这是一层含义。第二层含义是用力并拢第一、第二掌骨后，这个地方会有个肌肉隆起处，即为合谷穴。

心胸不适内关谋

归经定位

归属手厥阴心包经。位于前臂正中，腕横纹上 2 寸，掌长肌腱与桡侧腕屈肌腱之间。

主治病症

"心胸内关谋"，调节心脏功能；忧郁症；头晕；呕吐。

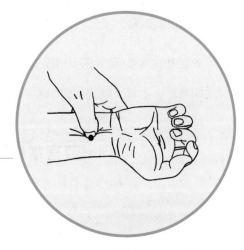

内关穴

趣味知识

双手合拢靠前，靠近身体一侧的叫作内，背向身体的一侧叫作外，"关"就是关要、紧要。内关穴的意思是手上靠近身体内侧的一个紧要部位。

手臂外侧有外关

归经定位

归属手少阳三焦经。上肢手臂的外侧腕横纹上 2 寸，尺骨和桡骨之间。

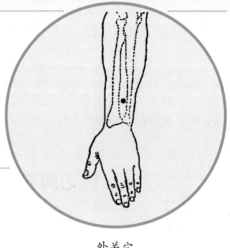

主治病症

上肢臂痛；少阳头痛。

外关穴

趣味知识

外关和内关实际上在手臂上是对面对，"外"是外侧，"关"是紧要、关隘的意思，手臂外侧的紧要和关隘的部位叫外关。

劳宫掌中中指处

归经定位

归属手厥阴心包经，荥穴。在手掌心，当第 2、3 掌骨之间，偏于第 3

掌骨，握拳屈指时中指尖处。

主治病症

心烦、心痛、癫狂、痫证、昏迷、晕厥、中暑、口舌生疮、口臭、鹅掌风、呕吐等。

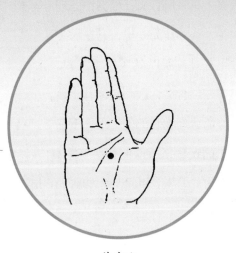

劳宫穴

趣味知识

"劳"是操作的意思，活动、运动、工作、生活都是操作。"宫"实际上在掌中，好像一个宫廷一样居于正中，所以叫作劳宫穴。

肘下三寸手三里

归经定位

归属手阳明大肠经。曲池穴下2寸。

主治病症

手臂无力；腹痛、腹泻；胸闷。

手三里穴的命名有两层含义，第一层含义，根据中医理论，一寸作为一里，它在肘尖下三寸，所以就叫作手三里。第二层含义，这个穴位有比较好的调理胸腹部上、中、下三焦的疾病，所以叫作手三里，因为"里"字和调理的"理"在古文里边有时是相通的。

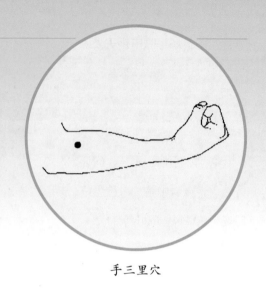

手三里穴

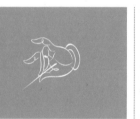

胸腹部常用穴位

胸腹部是人体器官所在的地方，有很多穴位本身就能治疗这些器官的病变，具体如下。

｜ 胸前宫城膻中穴 ｜

归属任脉。在人体前正中线上，两乳头连线的中点。

主治病症

咳嗽、气喘、气短、肺痈；噎膈、鼓胀、呕吐涎沫；胸痹胸痛、心痛、心悸、心烦；抑郁症。

趣味知识

"膻"有宫城的意思，即皇帝所居住的宫城，"中"指的是中间。"膻中"是指位于宫城的中间。因为是皇帝所居住的宫城，所以其他的大臣面见皇上都要朝向这个地方聚集，喻指人体的元气都要朝膻中积聚。膻中在临床上比较常用，也有比较好的疗效。

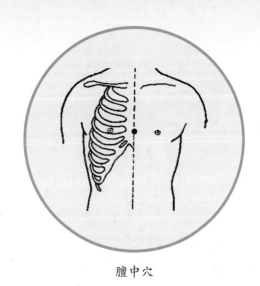

膻中穴

消化不良腹中脘

归经定位

归属任脉。在人体前正中线上，当脐中上 4 寸。

主治病症

食欲不振、消化不良、腹痛、腹泻；减肥。

　　此穴是按照部位来命名的，"脘"字实际上带有胃的意思，人们吃的食物都要进入胃里面，那么中脘这个穴位在胃的上部，它的深层就是胃，这个穴位与胃的功能有着比较密切的关联度。

　　中脘的减肥机理目前不是很清楚，通过笔者的临床观察，发现刺激中脘等穴位

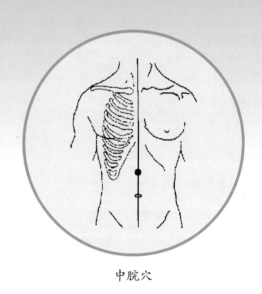

中脘穴

以后，人的食欲会下降。动物实验也发现，刺激这些穴位以后，引起食欲的一些相关激素会下降，从而能够达到减肥的功效。根据笔者的临床治疗来看，针灸减肥很有效，但必须几方面相结合，比如需要患者在饮食上、运动上进行一些配合，综合以后效果更好。笔者在临床上观察到一个现象，针灸减肥比单纯的运动疗法或者饥饿疗法较好，运动疗法的反跳现象很明显；饥饿疗法也是这个情况，在节制饮食的时候，人可能会瘦下去，但一旦过度节制饮食会产生厌食症，产生很多不良反应，包括一开始的头晕，到后来出现的神经性厌食症，这是很难治疗的，甚至有一些年轻女性因神经性厌食症导致死亡的报道。而针灸减肥的反跳概率相对比较小，而且没有不良反应，笔者在临床上使用针灸减肥取得了比较好的效果。

肚脐神阙神气藏

归经定位

归属任脉。位于人体的肚脐正中。

主治病症

小儿消化不良、腹泻；虚脱、休克。

趣味知识

"阙"实际上指的是内庭的中门，也就是以前达官贵人家前门后的中门，此门在建筑学里叫作阙。人的神气进出中门的地方叫作神阙穴，它和母体有紧密的联系，也是人体神气汇聚的地方。

灸神阙方法较多，比较简单的有三个。第一个是用盐填满整个脐孔，然后上面用艾叶做成艾炷进行灸。中医认为盐有一定的收敛作用，所以有比较好的止泻作用。第二个方法是把姜切成3～5毫米厚的切片，上面打几个小孔，然后把艾炷放在上面，再将姜片放在

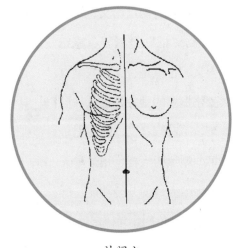

神阙穴

神阙穴上面进行灸。第三个方法是用艾条点燃在神阙穴进行温和灸。在旅行途中如果没有艾条也可以用香烟进行灸，只是效果没有用艾条灸的好。

腹痛腹泻刺天枢

归经定位

归属足阳明胃经。在人体腹部，当脐中旁开 2 寸。

主治病症

腹泻、腹痛；月经不调、痛经。

趣味知识

天枢穴有两层含义，"天"是自然，"枢"是紧要、枢纽的含义，也就是说天枢穴是自然变化枢要的地方，这是一层含义。第二层含义，北斗七星的第一颗星叫天枢，用这种天象来比喻人体的某些功能，所以把这个穴位叫作天枢穴。

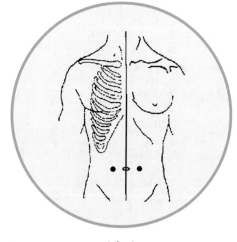

天枢穴

｜ 正气汇集气海处 ｜

归经定位

归属任脉。在人体前正中线上，当脐正中下 1.5 寸。

主治病症

气虚；腹泻、便秘；小便不利、遗尿；遗精、阳痿、疝气；月经不调、痛经、闭经、崩漏、带下、恶露不尽。

趣味知识

"气"指的是正气、宗气，"海"是水的汇集之处，气海穴就是人体的正气汇聚之处，此穴位是按照人的生理功能来命名的。

在中国古代的气功里面经常会有气沉丹田的说法，丹田就是指以气海穴为中心的一定区域。中医经络理论认为，气海是人体的中央，人身上的真气都是从这里产生的，所以气海穴对于治疗阳气不足所导致的疾病有着重要的作用。

｜ 养生保健数关元 ｜

归经定位

归属任脉。在人体前正中线上，当脐正中下 3 寸。为养生保健穴。

主治病症

小便短、尿频、尿急；宫寒不孕、不育症；月经不调、痛经。

趣味知识

"关"是闭藏的意思，"元"是元阴元阳，也就是关元穴这个地方闭藏着人体的元阴和元阳。

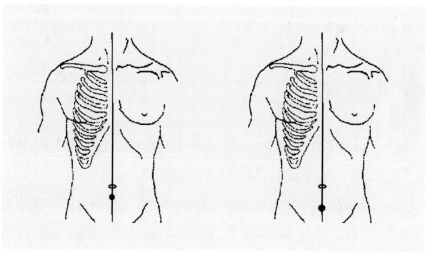

气海穴　　　　　　　　　　　　关元穴

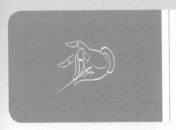

背腰部常用穴位

　　五脏六腑之气汇聚到背腰部的穴位上，因此背腰部的穴位有很多，这里选择一些在临床上常用且治疗效果比较好的穴位详细介绍。

大椎低头易寻得

归经定位

　　归属督脉。人体第7颈椎棘突下凹陷中。简便取穴法：人正坐低头时，最突出的颈椎下凹陷处。

主治病症

　　热病；咳嗽、哮喘；小儿惊风、癫狂、痫证；风疹；颈椎病。

趣味知识

　　此穴是根据部位特征来命名的，在人低头的时候，按着颈椎摸下去最大的一个椎体就是大椎，摸到大椎下面的一个凹陷，便是大椎穴。人体的颈椎一共有七节，生物学上哺乳动物的颈椎都是七节。长颈鹿的脖子很长，它们的颈椎椎体也是七节。

呼吸有疾寻肺俞

归经定位

归属足太阳膀胱经。第 3 胸椎棘突旁开 1.5 寸。

主治病症

哮喘、老年性慢性支气管炎等呼吸道疾病。

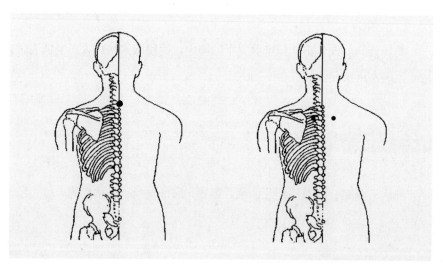

大椎穴   肺俞穴

肾俞宜在腰部觅

归经定位

归属足太阳膀胱经。第 2 腰椎棘突旁开 1.5 寸。

主治病症

腰痛；生殖系统疾病；泌尿系统疾病。

趣味知识

中医认为肾之精气是先天之精和后天之精的总称，由父母之精变化而来的先天之精，主人的生育生殖功能；源于水谷精微化生而来的后天之精，

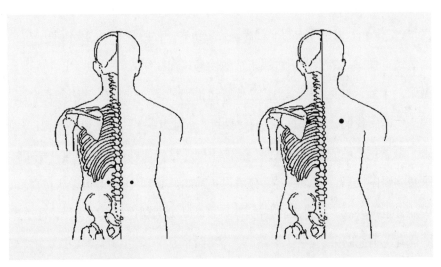

肾俞穴　　　　　　　　　　　膏肓俞穴

主生长发育。而肾脏的功能又和其他脏器的发挥有很密切的联系，所以肾脏很重要。

病入膏肓非膏肓

归经定位

归属足太阳膀胱经。第 4 胸椎棘突旁开 3 寸。

主治病症

慢性虚弱劳损性疾病；哮喘、支气管炎。

轶闻趣事

《左传》里记载晋国的国君晋景公患重病，他听说相邻的秦国有一位良医医缓，便派人到秦国请医缓来给他治病。在医缓去晋国的路上，晋景公做了一个梦，梦见有两个小孩在他旁边说悄悄话，一个说："医缓是名医，他来了以后我们就难逃了，我们要躲到什么地方呢？"另一个小孩说："他来了以后我们就跑到膏的上面，肓的下面，这样他就拿我们没有办法了。"医缓到晋国以后，他诊断晋景公后说："你的病已经比较严重，病在膏肓，可能针也没办法，药也没有办法。"晋景公认为医缓说的没错，便给他丰厚的奖赏，请他回去。

大便难解大肠俞

归经定位

归属足太阳膀胱经。第 4 腰椎棘突旁开 1.5 寸。

主治病症

腹泻、便秘、腹痛；腰部劳损。

肾疾命门常相连

归经定位

归属督脉。第 2 腰椎棘突下。

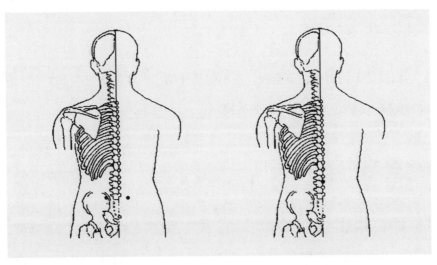

大肠俞穴　　　　　　　　　　命门穴

主治病症

虚损腰痛；尿频、遗尿；泄泻。

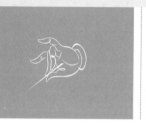

下肢部常用穴位

下肢有很多穴位，下文主要介绍一些临床常用且对脏腑病症有比较好的治疗功效的穴位。

三里保健下肢显

归经定位

归属足阳明胃经，下合穴。在小腿前外侧，当膝关节正中下3寸，距胫骨前缘一横指。调和诸穴；强壮要穴。

主治病症

腹痛、腹泻、便秘、胃痛、呕吐、腹胀、肠鸣、消化不良；下肢痿痹；癫狂；中风；虚劳羸瘦。

足三里穴的命名有两层含义：第一层含义，根据中医理论，一寸代表一里，那么膝关节下三寸就是三里，为了和手三里区别，所以叫足三里；第二层含义，三里本身指的是能够调理人体的上焦、中焦及下焦的疾病，这层含义和手三里一样，为了和手三里区别，所以叫足三里。

祛痰止眩丰隆佳

归经定位

归属足阳明胃经，络穴。在小腿前外侧，外踝上8寸，距胫骨前缘两横指。

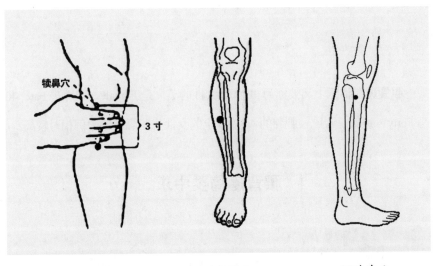

足三里穴   丰隆穴   阳陵泉穴

主治病症

头晕、眩晕；咳嗽痰多等痰饮病；下肢痿痹。

落枕效穴阳陵泉

归经定位

归属足少阳胆经，下合穴。在小腿前外侧，腓骨小头前下方凹陷处。

主治病症

落枕；胆囊炎；胆道蛔虫症；下肢痿痹、膝膑肿痛；胁肋痛；口苦；呕吐；黄疸；小儿惊风；坐骨神经痛。

趣味知识

胆囊炎在临床上又被称为 3F 病，女性的英文是 Female，肥胖是 Fat，40 是 Forty，也就是说比较肥胖的 40 岁以上的女性患胆囊炎的比例相对较高。

腰背疼痛委中求

归经定位

归属足太阳膀胱经。腘横纹中点，当股二头肌腱与半腱肌肌腱的中间。

"腰背委中求"，腰背疼痛；尿频、尿急、尿痛；膝关节疼痛。

三阴交会肝脾肾

归经定位

归属足太阴脾经。在小腿内侧，踝关节上 3 寸。

主治病症

妇科疾病；遗精、遗尿；阳痿；腹痛、肠鸣、腹胀、泄泻、便溏；足痿；失眠；神经衰弱；荨麻疹；神经性皮炎。

轶闻趣事

根据《红楼梦》的描述，王熙凤由于操劳过度而死，两个丫鬟曾经说王熙凤患有一种叫作血山崩的疾病。血山崩就是崩漏，她因操劳过度，导致月经过多，最后由于失血过多而死亡。

足背太冲息肝风

归经定位

归属足厥阴肝经，原穴。在足背侧，第一、二跖骨结合部之前的凹陷处。

主治病症

忧郁症；高血压；月经不调；癫狂、痫证；胁痛；腹胀；黄疸；呕逆；目赤肿痛；足跗肿；下肢痿痹。

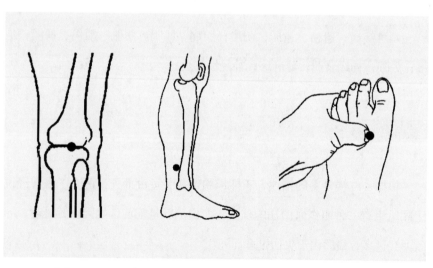

委中穴   三阴交穴   太冲穴

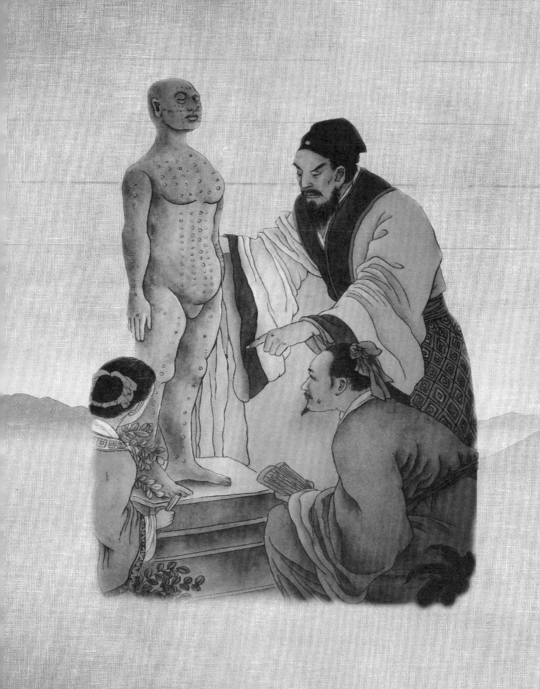

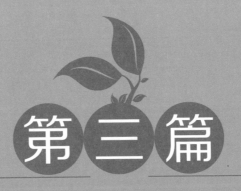

第三篇

针灸的应用

　　随着现代社会的迅速发展，人类生活质量不断提高，针灸已经不仅用来治疗疾病，开始向疾病的预防乃至美容保健方面延伸发展。

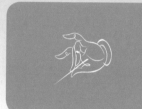

针 灸 治 病

│ 四两拨千斤 │

　　小小一根毫针或黄豆那么大的一枚艾炷为什么能治病？它的神奇功能从何而来？这正是它的奇妙之处。针灸实际上是一种通过调节人体自身的功能从而治疗和预防疾病的疗法，就像俗话说的"四两拨千斤"。古代医家经过长期的实践经验总结，认识到针灸具有调和阴阳、疏通经络、扶正祛邪的作用。

　　人体在正常情况下，经络气血畅达，处于阴阳和谐状态。如果出现经络壅滞，气血不畅，脏腑阴阳失和，表明处于疾病状态。针灸治病主要是通过针刺、艾灸对腧穴刺激以通经活络，调和气血，使阴阳平衡，脏腑调和，从而达到扶正祛邪、防病治病的目的。近些年来，中风（脑血管病）的发病率越来越高，中医认为中风就是由于病邪（风痰）流窜经络，造成气血阻滞所致，患者往往会突然昏倒，不省人事，出现言语不利、口眼歪斜、半身不遂等症状，并且会留下严重的后遗症，失去生活自理能力。针灸治疗中风是通过对经络气血的调节，借助身体的自身力量消除病邪，使经络气血重新通畅，阴阳恢复平衡，取得很好的治疗效果。

现在，人们越来越意识到尊重自然规律的重要性，崇尚自然、回归自然成为一种时尚。在认识和治疗疾病方面，针灸疗法通过调整人体的内在环境来防病治病，因而很少有不良反应，这一点是药物疗法无法比拟的。简单地说，针灸治疗是一种调整作用，而药物治疗是一种对抗作用。针灸的调整作用是双向的、良性的，当人体功能下降时，针灸可以使之增强；当身体功能亢进时，针灸可以使之下调，这就是双向调整。例如针灸可以将高血压患者的血压调低，也可以将低血压患者的血压调高，从而双向调节血压，使其稳定在正常范围内，不会出现不良反应。药物是用身体以外的其他物质来对抗疾病，在对抗疾病的同时，也必然会影响到某些人体的正常功能或者物质代谢。药物的不良反应一直是人们非常关注的，比如药物治疗高血压时，则会出现头痛、水肿、咳嗽等症状，如果药量过大还会把血压降到正常范围以下，出现血压过低。

| 络通病除 |

针灸的治疗作用，简单来说突出的有三个方面。

镇痛作用

中医认为经络不通畅会产生疼痛，也就是我们经常听到的"不通则痛"，用针灸可以疏通经络，调气活血，从而产生止痛的作用，用中医的专业术语就是"通则不痛"。

从现代研究的角度来看，针灸能够镇痛是因为针刺或艾灸能够调节神经、肌肉等组织的紧张的病理状态，使之恢复正常功能活动，从而达到镇痛的目的。它是通过调动人体自身的功能来镇痛的，同时研究发现针灸后可以产生一些镇痛物质，如类似吗啡样作用的脑啡肽、强啡肽等，直接产生止痛作用，并且目前已经从针灸镇痛发展成为针刺麻醉。

调整作用

通过医学工作者的大量深入的研究证实，针灸可以对人体的心脑血管系统、呼吸系统、消化系统、泌尿系统、神经系统等进行调节，并且许多情况下可以进行双向调节。如针灸对正常人的心脏没有明显影响，而对心脏功能失调的患者作用明显，对针前心率低于正常者，则针后心率明显增快；针前心率高于正常者，则针后心率明显减慢。针灸的奇妙之处还在于，即使是同一个穴位，也能起到这种调节作用。如针灸足三里穴，不仅可以使肠胃运动功能低下者（食欲低下）运动增强，还可以使肠运动功能亢进者（食欲旺盛）运动减缓，具有促使肠运动功能趋于正常的作用。

增强防御免疫作用

人体的防御免疫作用是人体对疾病的天然防护屏障，相当于强大的国防力量。针刺可以加强这个屏障的功能，提高抵御疾病的能力。比如，艾滋病是一种自身免疫缺陷性疾病，全身的防御能力全面下降，国内外的大量治疗实践证明，针灸确实可以通过提高患者的防御能力来减轻各种症状，延长生存时间。针灸不仅在疾病状态下可以增强防御免疫能力，还可以在身体正常情况下提高防御免疫的能力，也就是保健预防疾病。这种提高正常人的防御免疫能力，中医称为"治未病"，针灸的这一作用在现代保健防病、提高人类的生存和生活质量都有着不可估量的重要意义。

｜ 广泛的适应证 ｜

针灸治疗疾病的范围很广泛，凡内、外、伤、妇、儿、五官、皮肤等各科的许多疾患，大部分都能应用针灸来治疗，特别是脏腑功能有影响的，治疗效果更明显。早在 1980 年，世界卫生组织就通过反复论证，向全世界公布了 43 种针灸治疗有效的病症，主要包括：

呼吸系统疾病：鼻窦炎、鼻炎、感冒、扁桃体炎、急慢性喉炎、气管炎、支气管哮喘。

眼科疾病：急性结膜炎、中心性视网膜炎、近视眼、白内障。

口腔科疾病：牙痛、拔牙后疼痛、牙龈炎。

胃肠系统疾病：食道贲门失弛缓症、呃逆、胃下垂、急慢性胃炎、胃酸增多症、慢性十二指肠溃疡（缓解痛）、单纯急性十二指肠溃疡炎、急慢性结肠炎、急性（慢性）杆菌性痢疾、便秘、腹泻、肠麻痹。

神经、肌肉、骨骼疾病：头痛、偏头痛、三叉神经痛、面神经麻痹、中风后的轻度瘫痪、周围性神经疾患、小儿脊髓灰质炎后遗症、梅尼埃综合征、神经性膀胱功能失调、遗尿、肋间神经痛、颈臂综合征、肩凝症、网球肘、坐骨神经痛、腰痛、关节炎。

上述病症是针灸有确切疗效的常见病。20 多年过去了，针灸治疗的病症更为广泛，据统计，目前应用针灸治疗的病种已达到 460 多种。

随着现代社会的迅速发展，人类生活质量不断提高，针灸已经不仅用来治疗疾病，开始向疾病的预防乃至美容保健方面延伸发展。现在就针灸临床的一些新领域做简单介绍。

预防疾病

社会节奏越来越快，人们承受着社会方方面面的压力，于是出现了一个特殊的人群，即亚健康状态人群。世界卫生组织认为，健康是一种身体、精神和交往上的完美状态，而不只是身体无病。根据这一定义，经过严格的统计学统计，人群中真正健康（第一状态）和患病（第二状态）者不足2/3，有1/3以上的人群处在健康和患病之间的过渡状态，世界卫生组织称其为第三状态，又称之为亚健康状态。第三状态经过适当调整后，身体可向健康转化，反之就会生病。

亚健康状态指的就是中医的"未病"范畴，是指人体已经出现了阴阳、气血的不平衡，但还没有形成可见的疾病。中医认为，未病先防，既病防变。如果此时用针灸来调理人体的气血阴阳，使之达到平衡状态，就可以防止疾病的发生。大量实践表明针灸治疗亚健康状态有较好的疗效。针灸预防和治疗青少年的假性近视就是一个例子，在我们的中小学生中，近视眼的发生率可谓居高不下，而其中大部分是假性近视，如果进行及时的预防和纠正，可以避免形成真正的近视。针灸治疗近视的适应人群为 8～16岁、近视 300 度以下的青少年人群，尤其以短期内视力明显下降者。针灸治疗亚健康状态，是通过调理人体的内分泌、免疫、神经等系统的功能来实现的。

美容减肥

随着人们生活水平的不断提高，越来越注意自己的形象，美容减肥开始备受关注，针灸作为一种绿色的美容减肥疗法，受到了广泛欢迎。

针灸美容是根据每个人的体质不同进行适当的调理，实现祛痘、祛斑、祛皱美容的目的。针灸减肥主要是疏通经络，祛除停滞在体内的邪气，不仅能取得整体减肥的效果，而且能消除局部脂肪达到局部减肥的目的。同时可以纠正患者的异常食欲，抑制胃酸分泌过多，从而自然控制食量。当前减肥方法很多，但针灸减肥安全有效，无不良反应，是通过调动机体内在因素起作用的，是目前最有效的一种健康减肥方法。针灸减肥一般不会反弹，无须大量运动或节食，所以备受国内外学者的关注。

｜　特色针灸　｜

针灸在现在的临床上越来越受到人们的欢迎，用针灸治疗疾病的范围也越来越广，针灸治病的特点有如下几个方面：

激发自身潜能

针灸疗法不同于药物疗法，它不能直接杀死细菌等病原体，也不能直接给人体补充营养，而是通过调整机体的生理功能，激发机体自身的抗病能力和自我修复能力，以达到治疗疾病和保健的目的。针灸治疗以生理机制为基础，具有非常明显的安全及应用范围广泛的优势，不像药物疗法那样有明确界定的适应证和禁忌证。有些疾病即使表面看来不是针灸的适应证，但针灸仍然可以作为辅助疗法加以应用。例如骨折，针灸虽不能代替骨科的整复、固定，却可以帮助消肿、止痛，促进骨骼的愈合。对健康人也可以进行针灸，因为针灸还有调节免疫力和延缓衰老的作用。

辨证论治

西医治疗是将疾病作为对象，就病治病，而中医治病则是以患者的整体作为对象，充分考虑患者的个体差异和症状特点，在中医理论指导下进行治疗，这个过程中医称为辨证论治。针灸学是中医学的组成部分，当然也十分重视辨证论治，而针灸的辨证论治更偏重于经络辨证，通过辨别疾病的部位，找出疾病所在的经络以及受累的经络，辨证选穴，再运用一定的捻转提插等针灸手法进行补泻，从而治疗疾病。

应用针灸理论

针灸理论是中医理论的一部分，同时又有自身的特色。腧穴是针灸学中特有的概念，腧穴好比临床医生用的药物，将穴位作为治疗的部位是针灸的一个特色。腧穴，既包括传统意义的经穴、奇穴、阿是穴，还包括临床上具有较好疗效的经验穴位。腧穴都有其特定的治疗作用，同时又具有双向的良性调整作用，如足三里既可以治疗便秘，也可以治疗腹泻。

使用专门工具

针灸治疗施行多种手法时，它的操作工具就是用特制的针灸针并将之刺入穴位（目前最常用的是不锈钢制作的针灸针），或者用艾绒熏烤穴位。现在又发展成电针、微波、激光、远红外等对穴位进行刺激。

强调特殊手法

在针灸操作的过程中，经过很长时间的经验总结，针灸还形成了数十种特殊的针刺手法与灸疗方法，其中最常用的毫针疗法又发展出多种候气、行气、补气、泻气、调气等手法，目的用以调控经络之气。这些各有特色的针刺手法和灸疗方法，是实现疏通经络、调和气血、补虚泻实、扶正祛邪等作用的重要手段。

从以上五个方面的特点来看，针灸学既是一门学科，又是一门临床技术。辨证论治如同下棋，要靠头脑进行思考；针灸操作如同书法、绘画，要靠使用手法和技巧。由于针灸医生的技术水平有高低之分，所以针灸疗效也会不同。

相对其他疗法而言，针灸疗法在使用上具有很多优点。

简便经济

针灸治疗的工具较为简单，临床时只需一些针灸针和艾绒（或艾条），以及棉球、酒精即可进行治疗，携带也方便。对治疗的环境不需要特殊的要求，无论在室内、室外都可以较方便地进行治疗，只要患者感到体位舒适，医生感到操作方便，即可进行治疗，故深受广大群众欢迎。

入门较易

针灸的入门相对容易一些，只要牢记穴位的部位和它的主治病症，熟练掌握操作方法，认识疾病，就可以使用。虽然初学时较容易入门，但针灸学也有很深的理论和操作技术，要想提高层次，还是要下很大的功夫。

治疗范围广

针灸治疗的范围比较广泛，不论内科、外科、妇科、儿科、五官科、皮肤科等都有它可以治疗的疾病，而且对有些疾病疗效显著。肿瘤和艾滋病等被人们称为绝症的疾病，使用针灸也可以得到缓解，甚至治愈。2006 年，针灸治疗病谱专题研究小组经过 4 年努力，初步的结论为：针灸对 16 类 461种病症可发挥治疗作用。461 种病症中，西医病名 338 种，西医症状名 73种，中医病症名 50 种。但针灸并不是包治百病，而是有一定的适应证。

效果明显

针灸治疗效果比较明显，对某些疾病短期内就可以看到效果，特别是具有良好的调节人体机能，提高抗病能力和镇静、镇痛等作用。如腹痛患者，取足三里穴常常能够使患者的疼痛减轻或消失；呃逆患者，取合谷穴可以很快缓解膈肌痉挛的状况，逐渐减少呃逆的次数。

使用安全

在针灸操作时，只要注意严格消毒，按照操作方法进行治疗，并注意特殊穴位的解剖要点及禁忌证，在针刺时医生精神集中，随时观察患者的表现，一般都会很安全，很少有不良反应，并且针灸还可以协同其他疗法进行综合治疗。

针灸的这些优点也是它始终受到人民群众欢迎的重要原因。

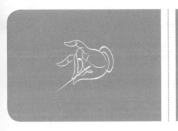

针 刺 麻 醉

｜ 针麻疗法 ｜

针刺麻醉，简称"针麻"，是在患者清醒状态下以针刺为主，可以配合少量麻醉药物进行外科手术的一种麻醉方法。它有两个主要特点：一是针刺某些特定穴位进行麻醉的方法，而不是我们所熟知的用药物麻醉；二是一般的麻醉，患者都是处于昏迷状态，而针刺麻醉患者在手术过程中保持清醒状态。

尽管在我国应用针灸方法消除或减轻各类疼痛已有两千多年的历史，但用针刺麻醉做手术的记载却在古代书籍中很少见到。唐朝文人薛用弱在其所撰的《集异记》中，曾有这样的一段记载，唐朝著名政治家狄仁杰，曾任唐丞相，善医术，尤长针刺。显庆年间，狄氏应诏入关，途中，遇一豪富家孩子约十四五岁，鼻端生一拳头大的肿瘤，疼痛难忍。狄氏随即给患儿针刺脑后穴位，并顺利地为他摘除了鼻端的肿瘤。这一记载可能是我国最早使用针刺麻醉进行手术的第一例，但利用针刺进行麻醉则是新中国成立以后的事情。

1958 年 8 月 30 日，上海市第一人民医院耳鼻喉科爱好针灸的年轻住院医师尹惠珠，在没有使用麻醉药的情况下，仅选取合谷穴，进行了针刺麻醉，成功地给一位患者做扁桃体切除手术，并在病史卡麻醉栏目中，明确写着"麻醉"。这次手术，成为医学史上第一例明确使用针刺麻醉的手术，从此掀起了"针麻"热潮。到 1959 年底，全国 12 种公开发行的医学杂志报道了 30 篇针刺麻醉手术的文章。针麻手术涉及临床各科 90 余种病症，到了 1966 年初，全国已有十四个省市开展针刺麻醉，并完成 8 734 例针刺麻醉手术，涉及眼科、耳鼻咽喉科、口腔科、胸外科、泌尿外科、妇产科、骨科等。通过较广泛的实践和较深入的观察，初步总结出了针刺麻醉的一些规律。1980 年创建了针药复合麻醉方法，即以针刺镇痛为主，再辅以小剂量药物进行手术，从而提高了手术成功率。

1982 年以后，卫生部开始对各种针刺麻醉进行鉴定，首先通过了针刺麻醉下甲状腺手术，其后，针刺麻醉下的胃大部切除术、肺切除术、颅脑手术、子宫切除术、颈椎前路手术等都通过了鉴定。一根小小的银针引起了世界的震惊。

针刺麻醉是继承和发展针灸学所取得的一项新成就，对针刺麻醉的研究在一定程度上也推动了中医学、西医生理学和病理学以及其他相关学科特别是疼痛研究的发展，也为研究传统的针灸学特别是经络学理论提供了一种新的思路。

| 独特之道 |

与药物麻醉相比，针刺麻醉有着显著的特点。

使用安全

针麻的手段主要是针刺腧穴，它对患者脏腑器官的功能无不良作用，针麻效应主要是通过针刺而非药物产生的，所以可以避免药物麻醉过程中可能出现的用药过量或患者对药物过敏而发生的麻醉意外。对不适于药物麻醉的患者可以考虑在针刺麻醉下进行手术，同时针麻手术过程中，患者始终处于清醒状态，便于观察和反映情况，若有异常情况，能及时采取相应的措施，也增加了手术的安全性。

可以随时观察患者的反应

在针麻手术过程中，患者始终保持清醒状态，除痛觉消失外，其他感觉和运动功能基本保持，患者可以和医务人员密切配合，有助于手术操作的顺利进行和及时检查手术效果。如在颅脑手术中，手术医师可以通过询问和检查患者肢体的感觉和运动功能，及时检查手术效果，最大限度地减少对脑区和神经的损伤。在全喉切除术中，患者可随时试做吞咽动作。在斜视矫正中可要求患者眼球转动以观察眼位，准确地决定手术量。在椎板切除减压术中，能准确肯定病灶部位和检查肢体运动功能。

能促进手术后的康复

因为针刺本身就有良好的调节作用，所以在针麻过程中，不仅有很好的止痛效果，而且对机体各项功能有调整作用，包括对患者因手术创伤所致的功能紊乱也有调整作用。所以，针麻手术过程中，患者的呼吸、血压、脉搏等基本生命指征一般都比较平稳。患者术后创伤反应较轻，发热和创口疼痛持续时间短，肠胃蠕动等生理功能恢复较快，可较早进食，较早下床活动，有利于创伤组织修复，有助于身体康复。

针麻的优点，已经得到了很多研究证实，但单一用针刺进行麻醉也有不足之处。首先，由于针刺是通过调节人体内的痛觉系统来消除手术所引起的疼痛，正因为是调节作用，所以有一定限度，不像药物可以完全阻断疼痛的感觉，因此，针刺麻醉尚不能完全消除手术创伤引起的疼痛。为了解决这个问题，目前临床上采用针药复合的方式，即以针刺为主，再加上小剂量的麻醉药物（单用这一剂量达不到麻醉效果），就能获得比较满意的效果。其次，与药物麻醉相比，单纯的针刺麻醉过程中肌肉的松弛程度也不够满意，尤其是腹腔手术中肌肉紧张往往给手术造成一些困难。再者，单纯的针刺麻醉过程中，内脏反应还不能完全控制，表现为手术过程中患者有恶心、呕吐等症状，这在一定程度上限制了它的应用。正因为如此，目前开展的比较多的是脑部、咽喉部和胸部（心、肺）的针麻手术。

另外，也不是所有的患者和病种都可以选用针麻，如对特别惧怕针刺，术前预测针刺效果欠佳，经反复解释仍不能排除精神紧张者；病灶局部广泛粘连，手术复杂者；诊断不明，需做术中广泛探查者；精神系统的某些疾病如痴呆、精神分裂症、躁狂抑郁性精神病以及神经系统损坏性疾病者均不适合做针麻手术。

| 镇痛原理 |

在针刺穴位进行麻醉的情况下能够进行手术，这是令人感到分外神奇的事。因此，为什么仅用针刺就能进行麻醉，科学界一直在进行着研究。目前也取得了一些令人鼓舞的成果。

首先，科学家们发现人体内存在着两个与疼痛密切有关的系统机制研究表明：一个是引起疼痛（致痛）的系统，一个是控制疼痛（止痛）的系统，这是两个互相依存又互相对抗的系统，而且分别有各自的物质，一种止痛，另一种是致痛，针刺的作用就是通过降低致痛物质的含量，提高止痛物质的含量来达到控制疼痛的目的。这些物质究竟是什么呢？1975 年，英国科学家发现脑里有类似吗啡的物质，被称为脑啡肽，其又发现了内啡肽、强啡肽，发现这三种物质都有止痛的作用。我国科学家证明针刺确实可以提高脑啡肽、内啡肽和强啡肽的含量。如我国韩济生院士证明用低频电流刺激穴位，每秒 2 次（2 Hz），会产生脑啡肽和内啡肽，在脑髓和脊髓中起止痛作用；用每秒 100 次（100 Hz）的高频电流，会产生强啡肽，强啡肽只在脊髓中起止痛作用。因此，在针麻中广泛地应用了电针。

其次，发现针刺麻醉手术术后的患者感染少、创伤组织愈合快的主要原因是针刺具有明显的增强人体免疫功能，以及促进机体组织生长的作用。实验已证明针刺刺激通过神经与神经体液的反射途径，使机体内特异性及非特异性的免疫能力有所提高。针刺既可使机体细胞免疫能力增强，如白细胞增加和吞噬能力增强，也可使机体体液免疫能力提高。针刺还可增强内分泌活动，从而影响机体的防卫功能。通过针刺，还可调整血液和淋巴循环，改变血管通透性，加速对炎症渗出物吸收，控制并缩小炎症范围，加速肉芽组织和神经芽枝增长以及创伤组织瘢痕化。所有这些都有助于加强抗损伤过程，从而加速创伤的修复。

在针麻的研究中还发现，针麻的效果与经络感传存在一定的相关性。从中医理论来分析，经络感传是指在针刺穴位时，得气或者针感会沿着经络向远方进行传导。经络感传是一种客观存在的普遍现象，每当经络感传现象出现时，均可沿着感传线出现一条具有一定宽度的痛觉减退带。如果针刺穴位后出现经络感传时，则可显著提高针麻效果，若对经络感传予以有效的阻滞，其针麻效应也随之减弱或消失。研究还发现，针刺对疼痛的耐受性是逐渐提高的，基本上是首先从经脉循行路线部位开始，然后逐渐扩展到身体其他部位。与对照组比较，经脉各穴脑痛觉耐受性的提高，时间上开始早，提高程度上更显著，起针后经脉上各穴位的疼痛耐受性能够较长时间的保持在高水平，而对照组则下降较快，由此可见，针刺镇痛的原理与各经络功能有关系。

从前文的介绍可以知道，针刺麻醉并非只是针刺镇痛作用，而是针刺调整机体各器官活动和生理功能所产生的结果。针刺麻醉已经突破了以往狭义的"麻醉"概念。也就是说，针刺麻醉是通过针刺穴位对机体生理功能进行调节，在手术过程中防止或减轻疼痛反应、感染等不利因素的产生，并促进损伤组织修复，保证患者在清醒状态下基本无疼痛地接受外科手术治疗的一种手段。对于这种手段的作用机理的多学科研究构成针刺麻醉学，这不仅是中医学，也是麻醉学上的一大发展。

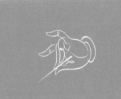

针 灸 临 床

｜ 内科病证 ｜

感 冒

　　感冒是因风邪或时行病毒侵袭人体所致的常见外感疾患，又称"伤风""冒寒"，临床以鼻塞、流涕、喷嚏、恶寒发热、头身疼痛为主要表现。若同时在某一地区广泛流行，全身症状明显者称为"时行感冒"。本病全年均可发生，尤以春冬两季多见。

　　西医学中的上呼吸道感染和由病毒引起的流行性感冒均可归属本病范畴进行辨证论治。

病因病机

　　感冒是由外感六淫之邪、时行病毒致病，但以风邪为主，在不同的季节往往兼夹不同时气，如冬季多夹寒邪，春季多夹热邪，夏季多夹暑湿之邪，秋季多夹燥邪，一般以冬春季的风寒、风热之邪侵袭多见。气候突变、冷热失常、温差增大等，皆可使本病的发病增多。而时行感冒多为四时不正之气、具有传染性的天时疫疬之气流行，侵袭人体造成。

感冒发病的内因取决于人体正气的强弱，外因与感邪的轻重有一定的关系。当人体正气不足时，外邪多从口鼻、皮毛而入，致使肺失宣肃，卫表不和，而见鼻塞、流涕、喷嚏等上焦肺系症状及恶寒发热、头痛、全身不适等卫表症状。此外，感冒的发病还与起居失常、寒温失调、疲劳过度、禀赋不足等原因密切相关，当人体卫外功能减弱，外邪乘袭时，则易内外相引发病。

中医辨证

由于感受外邪、体质强弱的差异，临床常见风寒、风热两类证候，以及伴随夏季出现的暑湿感冒。

若恶寒重，发热轻或不发热，无汗，头痛，鼻痒喷嚏，鼻塞声重，痰涕清稀色白，肢体酸楚，舌苔薄白，脉浮或浮紧者，为风寒感冒，冬季多见。

若微恶风寒，发热较重，有汗，鼻塞黄涕，咳痰黏稠色黄，咽喉肿痛，口渴欲饮，便秘，舌红，苔薄黄，脉浮数者，为风热感冒，春季多见。

若身热少汗，微恶风，肢体酸重，头昏胀痛，鼻流浊涕，心烦口渴，口中黏腻，胸闷呕恶，小便短赤，舌苔薄黄而腻，脉濡数者，为暑湿感冒，夏季多见。

治疗方法

1. 基本治疗

治　法　祛风解表。取手太阴、手阳明经及督脉穴为主。

主　穴　列缺　合谷　大椎　太阳　风池

方　义　太阴、阳明为表里经，故取手太阴、手阳明经列缺、合谷以祛邪解表。督脉为阳脉之海，主一身之阳，温灸大椎可通阳散寒，刺络出血可清泻热邪。风池为足少阳经与阳维脉之交会穴，"阳维为病苦寒热"，故风池可疏散风邪以解表，与太阳相配又可清利头目。

操　作　主穴用毫针泻法。风寒感冒，大椎行灸法；风热感冒，大椎行刺络拔罐。配穴中足三里用补法或平补平泻法，少商、委中用刺络出血法，余穴用泻法。

配　穴　风寒感冒者，加风门、肺俞；风热感冒者，加曲池、尺泽、鱼际；鼻塞者，加迎香；气虚感冒者，加足三里；咽喉疼痛者，加少商；全身酸楚者，加身柱；夹湿者，加阴陵泉；夹暑者，加委中。

2. 其他治疗

（1）耳针法

选肺、内鼻、下屏尖、额，用中、强刺激。咽痛加咽喉、扁桃体穴，毫针刺。

（2）拔罐法

选大椎、身柱、大杼、肺俞，留罐15分钟，或用闪罐法。本法适用于风寒感冒。

（3）刺络拔罐法

选大椎、风门、身柱、肺俞，消毒后，用三棱针点刺出血，拔火罐于穴位上，留罐10分钟后起罐，清洁消毒局部。本法适用于风热感冒。

咳　嗽

　　咳嗽是指外感或内伤等因素，导致肺失宣肃，肺气不清，上逆气道，发出咳声或伴咳痰为临床特征的一种病证。历代将有声无痰称为咳，有痰无声称为嗽，有痰有声谓之咳嗽。临床上多为痰声并见，很难截然分开，故以咳嗽并称。

　　西医学中的上呼吸道感染、支气管炎、支气管扩张、肺炎等以咳嗽为主要临床表现，均可归属本证范畴进行辨证论治。

病因病机

　　咳嗽的病因有外感、内伤两类，外感咳嗽多因气候突变或调摄失宜，六淫从皮毛或口鼻而入，使肺气失于肃降，迫气上逆而咳。风为六淫之首，所以外感咳嗽常以风为先导，由于四时主气不同，人体感受的其他外邪多随风邪侵袭，有夹寒、夹热、夹燥的不同，其中尤以风邪夹寒者居多。

　　内伤咳嗽多由脏腑功能失调，内邪干肺所致。可因饮食肥甘厚味，内生火热，灼津生痰，或生冷不节，损伤脾胃，痰浊内生，上干于肺，阻塞气道；可因恼怒等情志刺激，使肝失调达，气郁化火，循经上逆犯肺；也可因肺系疾病日久，迁延不愈，耗气伤阴，肺肃降无权。

中医辨证

　　咳嗽的发病临床当注意辨别外感、内伤的不同。

外感咳嗽，多为新病，急性咳嗽，起病急，病程短，常可兼见表证。若咳声重浊，咯痰稀薄色白，常伴鼻塞，流清涕，头痛，肢体酸楚，恶寒发热，无汗，舌苔薄白，脉浮或浮紧者，为风寒袭肺；若咳嗽咳痰不爽，痰黄或稠黏，喉燥咽痛，常伴恶风身热，头痛肢楚，鼻流黄涕，口渴，舌苔薄黄，脉浮数或浮滑者，为风热犯肺；若喉痒干咳，无痰或痰少而黏，咳痰不爽，或痰中带有血丝，咽喉干痛，口鼻干燥，头痛，微寒身热，舌质红干而少津，苔薄白或薄黄，脉浮者，为风燥伤肺。

内伤咳嗽，多为久病，反复发作，病程长，可伴见他脏兼证。若咳嗽反复发作，咳声重浊，痰多稠厚成块，色白或黄色，或咳吐血痰，胸闷气憋，或咳引胸痛，痰出则咳缓、憋闷减轻，伴体倦，舌苔白或黄腻，舌质淡或红，脉濡滑或数者，为痰湿或痰热蕴肺；若上气咳逆阵作，痰少质黏，咳之难出，症状随情绪波动而增减，舌红或舌边尖红，舌苔薄黄少津，脉弦数者，为肝火犯肺；若干咳，痰少黏白，或声音嘶哑，口干咽燥，舌质红，少苔，脉细数者，为肺阴亏耗。内伤咳嗽经久难愈，感受外邪亦可急性发作。

治疗方法

1. 外感咳嗽

治 法 取穴以手太阴肺经为主。

主 穴 颈部：大椎　风池　风府

背腰部：风门　肺俞

胸部：膻中　中府

上肢部：尺泽　列缺

配　穴　风寒袭肺者，加风门；风热犯肺者，加曲池；风燥伤肺者，加照海。

2. 内伤咳嗽

治　法　取穴以手太阴肺经为主，依辨证不同随症加减。

主　穴　颈部：大椎

背腰部：风门　肺俞

胸部：膻中　中府

上肢部：尺泽　列缺

配　穴　痰湿蕴肺，加丰隆，若兼有热象，再加曲池；肝火犯肺，加太冲、行间；肺阴亏耗，加照海。

小贴士

饮食忌肥甘厚腻之品，以免碍脾助湿生痰，若属燥热、阴虚咳嗽者，忌食辛辣上火食品，各类咳嗽都应戒烟，避免接触烟尘刺激。

哮　喘

中医所指的哮喘有广义和狭义之分，广义哮喘包括由心脏、肺等多种疾病引起的喘息症状，即中医的喘证；狭义的哮喘是指支气管哮喘，也即中医的哮证。哮和喘相类，但哮乃喉及肺中哮鸣音，哮证通常以突然发病、呼吸急促、喉中哮鸣、胸闷不能平卧。喘证以气粗、喘息不能平卧为证。

　　本病之基本病因为痰饮内伏。小儿每因反复感受时邪而引起，成年者多由久病咳嗽而形成。脾失健运，聚湿生痰，或偏嗜咸味、肥腻或进食虾蟹鱼腥，以及情志劳倦等，均可引动肺经蕴伏之痰饮。痰饮阻塞气道，肺气升降失常，而发为痰鸣哮喘。发作期可气阻痰壅，阻塞气道，表现为实证；如反复发作，必致肺气耗损，久则累及脾肾，故在缓解期多见虚象。

中医辨证

1. 实证

　　主症为病程短，或当哮喘发作期，哮喘声高气粗，呼吸深长，呼出为快，体质较强，脉象有力。

　　兼见咳嗽喘息，咯痰稀薄，形寒无汗，头痛，口不渴，脉浮紧，苔薄白，为风寒外袭；咳喘痰黏，咳痰不爽，胸中烦闷，咳引胸胁作痛，或见身热口渴，纳呆，便秘，脉滑数，苔黄腻，为痰热阻肺。

2. 虚证

　　主症为病程长，反复发作或当哮喘间歇期，哮喘声低气怯，气息短促，体质虚弱，脉象无力。

　　兼见喘促气短，喉中痰鸣，语言无力，吐痰稀薄，动则汗出，舌质淡，或微红，脉细数，或软而无力，为肺气不足；气息短促，动则喘甚，汗出肢冷，舌淡，脉沉细，为肾气不足。

治疗方法

1. 基本治疗

（1）实证

治 法 祛邪肃肺，化痰平喘。取手太阴经穴及相应背俞穴为主。

主 穴 列缺　尺泽　膻中　肺俞　定喘

方 义 手太阴经列缺以宣通肺气，祛邪外出。选其合穴尺泽，以肃肺化痰，降逆平喘。局部取气之会穴膻中，可宽胸理气，舒展气机。取肺之背俞穴，以宣肺祛痰；定喘为平喘之效穴。

操 作 针用泻法，风寒者可合用灸法，定喘穴刺络拔罐。

配 穴 风寒外袭者，加风门；风热者，加大椎、曲池；痰阻肺热者，加丰隆；喘甚者，加天突。

（2）虚证

治 法 补益肺肾，止哮平喘。以相应背俞穴及手太阴、足少阴经穴为主。

主 穴 肺俞　膏肓　肾俞　定喘　太渊　太溪　足三里

方 义 肺俞、膏肓针灸并用可补益肺气。肾俞补之以纳肾气。肺经原穴太渊、肾经原穴太溪，可充肺肾真元之气。足三里调和胃气，以资生化之源，使水谷精微上归于肺，肺气充则自能卫外。定喘为平喘之效穴。

操 作 定喘用刺络拔罐，余穴用毫针补法。可酌用灸法或拔火罐。

配 穴 肺气不足者，加气海；肾气不足者，加阴谷、关元。

2. 其他治疗

（1）耳针法

选平喘、下屏尖、肺、神门、皮质下。每次取 2～3 穴，捻转法，用中、强刺激，适用于哮喘发作期。

（2）穴位贴敷法

选肺俞、膏肓、膻中、定喘。用白芥子 30 克，甘遂 15 克，细辛 15 克共为细末，用生姜汁调药粉成糊状，制成药饼如蚕豆大，上放少许丁桂散，敷于穴位上，用胶布固定。贴 30 ～ 60 分钟后取掉，局部有红晕微痛为度。若起泡，消毒后挑破，消毒纱布敷盖。

便　秘

便秘是指大肠传导失常，排便周期或时间延长，或虽有便意但排便困难的病证。可见于多种急、慢性疾病中。临床上以排便困难为主症，或 2 日以上至 1 周左右大便 1 次，粪质干硬，排出困难；或虽然每日大便 1 次，但粪质干燥坚硬，排出困难；或粪质并不干硬，也有便意，但排出困难。

西医学中的功能性便秘、肠道易激综合征、直肠及肛门疾病所致便秘、药物性便秘、内分泌及代谢性疾病的便秘以及肌力减退所致的便秘等，均可归属本病范畴进行辨证论治。

病因病机

便秘多由邪滞大肠，腑气闭塞不通，或由肠失温润，推动无力，导致大肠传导功能失常。若素体阳盛，或过食醇酒厚味，胃热炽盛，下传大肠，燥屎内结，肠道干涩失润，难于排出，则成热秘；若恣食生冷，凝滞胃肠，失于传导，或阴寒内结，均可导致阴寒内盛积滞胃肠，失于传导，糟粕不行而成冷秘；若忧愁思虑，脾伤气结，或抑郁恼怒，肝气郁滞，或久坐少动，气滞不行，腑气不能畅通，也可导致气秘；若年高体弱，肾阳不足，或久病产后，正气未复，或劳倦内伤，气虚则大肠传导无力，血虚则大肠不荣，阴亏则大肠干涩，则导致虚秘。

中医辨证

便秘属肠道病变，症状单纯，但临床表现各有差异，一般分为热秘、气秘、虚秘、冷秘4个证型。热秘表现为大便干结，小便短赤，面红身热，口干口臭，苔黄厚腻或焦黄起芒刺，脉沉实或滑数者；气秘表现为大便秘结，嗳气频作，腹中胀疼，纳食减少，苔薄腻，脉弦者；虚秘表现为虽有便意，临厕怒挣乏力，挣则汗出短气，便后疲乏，大便并不干结，面色苍白，舌淡或舌红少津，脉细弱或细数无力者；冷秘表现为大便艰涩，排出困难，四肢不温，喜热怕冷，腹中冷痛，舌淡苔白润，脉沉迟者。

治疗方法

1. 基本治疗

治 法　调理肠胃，行滞通便。以足阳明、手少阳经穴为主。

主 穴　天枢　支沟　水道　归来　丰隆

方 义　天枢乃大肠募穴，疏通大肠腑气，腑气通则大肠传导功能复常。支沟宣通三焦气机，三焦之气通畅则腑气通调。水道、归来、丰隆可调理肠胃，行滞通腑。

操 作　主穴用毫针泻法，配穴按虚补实泻法操作，神阙、关元用灸法。

<u>配　穴</u>　热秘者，加合谷、内庭；气秘者，加太冲、中脘；虚秘气虚者，加脾俞、气海；虚秘血虚者，加足三里、三阴交；冷秘者，加神阙、关元。

2. 其他治疗

耳针法：选大肠、直肠、交感、皮质下，毫针刺，中等强度刺激或弱刺激，或用揿针或用王不留行子贴压。

注意事项

便秘严重者大便特别干结难出时，可在医生指导下配合外用开塞露等润滑药物，以免造成肛裂，加重痔疮出血。

患者应养成定时排便的习惯。

饮食以清淡易消化为原则，多食新鲜蔬菜、水果，适当配合粗粮，切忌暴饮暴食、饥饱无常或嗜醇酒、辛辣之品。

适当进行体育锻炼，多做下蹲起立及仰卧起坐等动作。

胃　痛

胃痛，又称胃脘痛，是指以上腹胃脘部近心窝处疼痛为主症的病证。

病因病机

常见病因有寒邪客胃、饮食伤胃、肝气犯胃和脾胃虚弱等。胃主受纳腐熟水谷，若寒邪客于胃中，寒凝不散，阻滞气机，可致胃气不和而疼痛；或因饮食不节，或过食肥甘，食滞不化，气机受阻，胃失和降引起胃痛；恼怒抑郁，气郁伤肝，肝失条达，横逆犯胃，亦可发生胃痛；若劳倦内伤，久病脾胃虚弱，或禀赋不足，中阳亏虚，胃失温养，内寒滋生，中焦虚寒而痛；亦有气郁日久，瘀血内结，气滞血瘀阻碍中焦气机，而致胃痛发作。总之，胃痛之实证为气机阻滞，不通则痛；虚证为胃腑失于温煦或濡养，失养则痛。

中医辨证

1. 实证

主症为上腹胃脘部暴痛，痛势较剧，痛处拒按，饥时痛减，纳后痛增。

兼见胃痛暴作，脘腹得温痛减，遇寒则痛增，恶寒喜暖，口不渴，喜热饮，或伴恶寒，苔薄白，脉弦紧，为寒邪犯胃；胃脘胀满疼痛，嗳腐吞酸，嘈杂不舒，呕吐或矢气后痛减，大便不爽，苔厚腻，脉滑，为饮食停滞；胃脘胀满，脘痛连胁，嗳气频频，吞酸，大便不畅，每因情志因素而诱发，心烦易怒，喜太息，苔薄白，脉弦，为肝气犯胃；胃痛拒按，痛有定处，食后痛甚，或有呕血便黑，舌质紫暗或有瘀斑，脉细涩，为气滞血瘀。

2. 虚证

主症为上腹胃脘部疼痛隐隐，痛处喜按，空腹痛甚，纳后痛减。

兼见泛吐清水，喜暖，大便溏薄，神疲乏力，或手足不温，舌淡苔薄，脉虚弱或迟缓，为脾胃虚寒；胃脘灼热隐痛，似饥而不欲食，咽干口燥，大便干结，舌红少津，脉弦细或细数，为胃阴不足。

治疗方法

1. 基本治疗

治 法 和胃止痛。以足阳明、手厥阴经穴及相应募穴为主。

主 穴 足三里 内关 中脘

方 义 足三里乃胃之下合穴，"合治内腑"，可疏通胃气，导滞止痛。中脘为胃之募穴，腑之所会，可以健运中州，调理气机。内关宽胸解郁，行气止痛。

操 作 足三里用泻法或平补平泻法，疼痛发作时，持续运针 1～3 分钟，直到缓解或痛止。内关、中脘用泻法。配穴按虚补实泻法操作。寒气凝滞、脾胃虚寒者，可用灸法。

配 穴 寒邪犯胃者，加胃俞；饮食停滞者，加下脘、梁门；肝气犯胃者，加太冲；气滞血瘀者，加膈俞；脾胃虚寒者，加气海、关元、脾俞、胃俞；胃阴不足者，加三阴交、内庭。

2. 其他治疗

（1）耳针法

用胃、肝、脾、神门、交感、十二指肠，毫针刺用中等强度，或用揿针埋藏或用王不留行子贴压。

（2）穴位注射法

用中脘、足三里、肝俞、胃俞、脾俞，每次取 2 穴，诸穴可交替使用。以黄芪、丹参或当归注射液，每穴注入药液 1 毫升，每日或隔日 1 次。

泄　泻

泄泻是由于脾胃功能失调，湿邪内盛所导致的以排便次数增多，粪质稀薄，甚至泻出如水样为特征的病证。

病因病机

泄泻病变脏腑主要在脾、胃和大小肠。其致病原因，有感受外邪、饮食不节、情志所伤及脏腑虚弱等，脾虚、湿盛是导致本病的重要因素。

急性泄泻，因饮食不节，进食生冷不洁之物，损伤脾胃，运化失常；或感受湿暑热之邪，客于肠胃，脾受湿困，邪滞交阻，气机不利，肠胃运化及传导功能失常，以致清浊不分，水谷夹杂而下，发生泄泻。慢性泄泻或由脾胃素虚，久病气虚或外邪迁延日久，脾胃虚弱，受纳运化失职，水湿谷滞内停，清浊不分而下；若情志不调，肝失疏泄，横逆乘脾，运化失常，而成泄泻；或肾阳亏虚，命门火衰，不能温煦脾土，腐熟水谷，而致下泄。

中医辨证

1. 急性泄泻

主症为发病势急，病程短，大便次数显著增多，小便减少。

兼见大便清稀，水谷相混，肠鸣胀痛，口不渴，身寒喜温，舌淡苔白滑，脉迟，为感受寒湿；便稀有黏液，肛门有灼热，腹痛，口渴喜冷饮，小便短赤，舌红苔黄腻，脉濡数，为感受湿热；腹痛肠鸣，大便恶臭，泻后痛减，伴有未消化的食物，嗳腐吞酸，不思饮食，舌苔垢浊或厚腻，脉滑，为饮食停滞。

2. 慢性泄泻

主症为发病势缓，病程较长，多由急性泄泻演变而来，便泻次数较少。

兼见大便溏薄，腹胀肠鸣，面色萎黄，神疲肢软，舌淡苔薄，脉细弱，为脾虚；嗳气食少，腹痛泄泻与情志有关，伴有胸胁胀闷，舌淡红，脉弦，为肝郁；症见黎明之前腹中微痛，肠鸣即泻，泻后痛减，形寒肢冷，腰膝酸软，舌淡苔白，脉沉细，为肾虚。

治疗方法

1. 基本治疗

（1）急性泄泻

治　法　除湿导滞，通调腑气。取足阳明、足太阴经穴为主。

主　穴　天枢　上巨虚　阴陵泉　水分

方　义　天枢为大肠募穴，可调理肠胃气机。上巨虚为大肠下合穴，可运化湿滞，取"合治内腑"之意。阴陵泉可健脾化湿。水分利小便而实大便。

操　作　毫针泻法。神阙用隔姜灸。

配　穴　寒湿者，加神阙，可配用灸法；湿热者，加内庭；食滞者，加中脘。

（2）慢性泄泻

治　法　健脾温肾，固本止泻。取任脉、足阳明、足太阴经穴为主。

主　穴　神阙　天枢　足三里　公孙

方　义　灸神阙可温补元阳，固本止泻。天枢为大肠募穴，能调理肠胃气机。足三里、公孙能健脾益胃。

<u>操 作</u>　神阙用灸法，天枢用平补平泻法，足三里、公孙用补法。配穴按虚补实泻法操作。

<u>配 穴</u>　脾虚者，加脾俞、太白；肝郁者，加太冲；肾虚者，加肾俞、命门。

2. 其他治疗

（1）穴位注射法

选天枢、上巨虚。用黄连素注射液，或用维生素 B_1、B_{12} 注射液，每穴每次注射 0.5 ～ 1 毫升，每日或隔日 1 次。

（2）耳针法

选大肠、胃、脾、肝、肾、交感。每次以 3 ～ 4 穴，毫针刺，中等强度刺激。亦可用揿针埋藏或用王不留行子贴压。

郁　证

郁证是以心情抑郁、情绪不宁、胸部满闷、胁肋胀满，或易怒易哭，或咽中如有异物梗塞、失眠等为主症的内科常见病证，尤以女性居多。本节主要讨论情志之郁。

西医学中的抑郁症、焦虑症、癔症及女性更年期综合征凡以情志焦虑、抑郁为主症的，均可归属本病范畴进行辨证论治。

病因病机

郁证的发生，主要因郁怒、思虑、悲哀、忧愁七情所伤，致使肝气郁结，逐渐引起五脏气机不和所致。情志不遂，肝失疏泄，气机不畅，肝气郁结，而成气郁；气郁日久化火，则肝火上炎，而成火郁；思虑过度，精神紧张，或肝郁横犯脾土，使脾失健运，水湿停聚，而成痰郁；病变日久，可致心神失守，或脾失健运，或阴虚火旺。

总之，肝失疏泄，心失所养，脾失健运，脏腑阴阳气血失调，是其主要病机。

肝气郁结，肝主疏泄，喜条达而恶抑郁。郁怒伤肝，肝失条达，肝气郁滞，气郁不畅，气滞血瘀，肝脾失和，肝气郁结不解久而化火。

忧郁伤神，心为君主之官，主血而藏神，五志过极，皆可损耗心之气血，扰乱心神。

心脾两虚，劳心过度，思虑伤脾，纳食减少，生化无源，气血两亏，心脾两虚。

阴虚火旺，忧思恼怒日久，累及肝肾，使肝肾不足，营血暗耗，致阴虚火旺。

中医辨证

郁证的发病临床当注意明辨虚实。

郁证初起多为实证。精神抑郁，情绪不宁，善太息，胸胁胀痛，痛无定处，脘闷嗳气，腹胀纳呆，或呕吐，大便失常，女子月事不行，苔薄腻，脉弦者，为肝气郁结；性情急躁易怒，胸闷胁胀，嘈杂吞酸，口干口苦，大便秘结，或头痛，目赤，耳鸣，舌红苔黄，脉弦数者，为气郁化火；咽中不适，如有物梗阻，咳之不出，咽之不下，胸中窒闷，或兼胁痛，苔白腻，脉弦滑者，为气滞痰郁。

郁证病久多为虚证。精神恍惚，心神不宁，悲忧善哭，时时欠伸，舌淡，苔薄白，脉弦细者，为忧郁伤神；多思善虑，心悸胆怯，少寐健忘，面色不华，头晕神疲，食欲不振，舌质淡，脉细弱者，为心脾两虚；眩晕，心悸，少寐，心烦易怒，或遗精腰酸，妇女则月经不调，舌质红，脉弦细而数者，为阴虚火旺。

治疗方法

治　法　调神理气，疏肝解郁。以手足厥阴、手少阴经穴为主。

主　穴　内关　神门　膻中　太冲

配　穴　肝气郁结者，加期门、日月；气郁化火者，加足临泣、侠溪；气滞痰郁者，加丰隆。忧郁伤神者，加膈俞、胆俞；心脾两虚者，加心俞、脾俞；阴虚火旺者，加阴郄、神门。

注意事项

患者的精神调养极其重要。平素尽量避免精神刺激，心情抑郁时，可进行专业心理咨询或进行一些有益身心放松的文体活动。

不　寐

不寐亦称"失眠"，或称"不得眠""不得卧""目不瞑"，是指经常不能获得正常睡眠为特征的一类病证，主要表现为睡眠时间、深度的不足，不能消除疲劳、恢复体力与精力。轻者入睡困难，或寐而不酣，时寐时醒，或醒后不能再寐，重则彻夜不寐。

西医学中的神经官能症、更年期综合征等以失眠为主要临床表现时，均可归属本病范畴进行辨证论治。

病因病机

不寐的原因比较复杂。情志所伤是造成不寐的重要原因，情志异常变化，可导致脏腑功能失调，心肝火旺；或暴饮暴食，宿食停滞，脾胃受损，胃气失和；或素体阴虚，房劳过度，肾阴耗伤，心肾不交，心火独亢，邪气扰动心神，以致不得安寐；或久病血虚，年迈血少，产后失血，以致心血不足，心失所养；或饮食劳倦，伤及脾胃，不能生化气血，无以奉养心神；或禀赋不足，心虚胆怯，造成心神失养，也可致不寐。

不寐的病位主要在心，与肝（胆）、脾（胃）、肾密切相关。阴虚不能纳阳，或阳盛不得入于阴，阴阳失交是其病机概括。

情志所伤由情志不遂，肝气郁结，肝郁化火，邪火扰动心神，神不安而不寐；或由五志过极，心火内炽，心神扰动而不寐；或由思虑过度损伤心脾，心血暗耗，神不守舍，脾虚生化乏源，营血亏虚，不能奉养心神而不寐。

饮食不节宿食停滞，脾胃受损，酿生痰热，壅遏于中，胃气失和，阳气浮越于外而卧不安。

病后年迈久病血虚，产后失血，年迈血少，引起心血不足，心失所养，心神不安而不寐。

禀赋不足，心虚胆怯，寒体阴虚，兼因房劳过度，肾阴耗伤不能上奉于心，水火不济，心火独亢，或肝肾阴虚，肝阳偏亢，火盛神动，心肾失交而神志不宁。

中医辨证

不寐的治疗临床当注意辨别虚实。

大凡心烦不寐多梦，甚则彻夜不眠，便秘尿赤者，多属实证。兼见烦躁易怒，头晕头胀，目赤耳鸣，口干口苦，舌红，苔黄，脉弦数者，为心肝火旺；兼见胸闷脘痞，泛恶嗳气，口苦口臭，舌红，苔厚腻，脉滑者，为胃气失和。

大凡不易入睡，多梦易醒，心悸健忘，头晕目眩，食少便溏，多属虚证。兼见神疲倦怠，腹胀便溏，面色少华，舌质淡，脉细无力者，为心脾两虚；兼见心烦不眠，头晕耳鸣，腰膝酸软，潮热盗汗，五心烦热，咽干少津，男子遗精，女子月经不调，舌红少苔，脉细数者，为心肾不交；兼见触事易惊，终日胆怯，气短自汗，倦怠乏力，小便清长，舌淡，脉弦细者，为心胆气虚。

治疗方法

1. 基本治疗

治　法　调理跷脉，安神利眠。以相应八脉交会穴、手少阴经、督脉经穴为主。

主　穴　照海　申脉　神门　印堂　四神聪　安眠

方　义　心藏神，神门为心经原穴；脑为元神之府，印堂分布在督脉上，督脉入络脑，两穴相配可安神利眠。四神聪镇静安神。照海、申脉为八脉交会穴，分别与阴跷脉、阳跷脉相通，阴、阳跷脉司眼睑开合，因此，可主睡眠，若阳跷脉功能亢盛则失眠，故补阴泻阳使阴、阳跷脉功能协调，不眠自愈。

操 作 神门、印堂、四神聪，用平补平泻法；对于病情较重的不寐患者，四神聪可留针过夜；照海用补法，申脉用泻法。配穴按虚补实泻法操作。

配 穴 肝火扰心者，加行间、侠溪；心脾两虚者，加心俞、脾俞、足三里；心肾不交者，加太溪、水泉、心俞、脾俞；心胆气虚者，加丘墟、心俞、内关；脾胃不和者，加太白、公孙、内关、足三里。

2. 其他治疗

（1）耳针法

选皮质下、心、肾、肝、神门、垂前、耳背心。毫针刺，或揿针埋藏，或王不留行子贴压。

（2）皮肤针法

自项至腰部督脉和足太阳经背部第 1 侧线，用梅花针自上而下叩刺，叩至皮肤潮红为度，每日 1 次。

（3）拔罐法

自项至腰部足太阳经背部侧线，用火罐自上而下行走罐，以背部潮红为度。

注意事项

睡眠环境宜安静，睡前避免饮用浓茶、咖啡及过度兴奋刺激之品。注意作息有序，适当地参加体育活动等，对于提高治疗不寐的效果，改善体质及提高工作、学习效率，均有促进作用。

不寐属心神病变，应注意精神调摄，做到喜怒有节，解除忧思焦虑，保持精神舒畅。

心 悸

心悸是指气血阴阳亏虚，或痰饮瘀血阻滞，致心失所养，心脉不畅，心神不宁引起心中急剧跳动，惊慌不安，不能自主为主要表现的病证。包括惊悸和怔忡。

病因病机

体质虚弱、饮食劳倦、七情所伤、感受外邪、药物中毒，以上致气血阴阳亏虚，心神失养，或痰、饮、瘀、毒阻滞心脉，扰乱心神。

中医辨证

1. 心虚胆怯

心悸不宁，善恐易惊，坐卧不安，少寐多梦而易惊醒，食少纳呆，恶闻声响。舌淡红，苔薄白，脉细数或细弦。

2. 心脾两虚

心悸气短，头晕目眩，面色无华，神疲乏力，纳呆食少，腹胀便溏，少寐多梦，健忘。舌淡红，苔薄白，脉细弱。

3. 阴虚火旺

心悸易惊，心烦失眠，五心烦热，口干，盗汗，伴有耳鸣，腰膝酸软，头晕目眩。舌红少津，苔少或无，脉细数。

4. 水饮凌心

心悸眩晕，肢面浮肿，下肢为甚，甚者咳喘，不能平卧。胸脘痞满，纳呆食少，渴不欲饮，恶心呕吐，形寒肢冷，小便不利。舌质淡胖，苔白滑，脉弦滑或沉细而滑。

5. 血瘀气滞

心悸，心胸憋闷，心痛时作。两胁胀痛，善太息，形寒肢冷，面唇紫暗，爪甲青紫。舌质紫黯，或有瘀点、瘀斑，脉涩或结或代。

治疗方法

治　法　以手厥阴心包经穴为主。

主　穴　内关　神门　厥阴俞　郄门　通里

操　作　毫针平补平泻法治疗。

配　穴　心虚胆怯者，配日月、胆俞；心脾两虚者，加心俞、脾俞；阴虚火旺者，加太冲；水饮凌心者，加中脘；血瘀气滞者，加膻中、太冲。

头　痛

头痛是临床上常见的自觉症状，可单独出现，也可出现于多种急慢性疾病之中。为反复发作的额、颞、顶、枕部疼痛，可表现为跳痛、钻痛、胀痛、重痛、空痛、隐痛等，可持续数小时至数天，给患者带来极大的痛苦。

西医学中的颅脑损伤、脑震荡后遗症、全身感染中毒、高热、高血压、脑供血不足、偏头痛、紧张性头痛、血管性头痛、贫血、高原反应以及五官病变、神经衰弱等，当其以头部疼痛为主要临床表现时，均可归属本病范畴进行辨证论治。

病因病机

头为"诸阳之会""清阳之府"，又为髓海所在，凡五脏六腑精华之血，六腑清阳之气，皆上注于头，故六淫外袭，邪气羁留，或内伤诸疾，脑失所养，均可发生头痛。头痛的发病，不外乎外感和内伤两大类。外感六淫以风邪为主，兼夹寒、热、湿等不同时气，阻抑经络，发为头痛。内伤诸脏，或由情志不畅，郁而化火，上扰清窍；或由脾失健运，痰浊上蒙；或由脾胃虚弱，气血不足，不荣脑髓；或由禀赋不足，肾精亏虚，脑髓失养；或由外伤手术，伤及脑络，瘀血阻滞等，均可引起头痛。

中医辨证

头痛的辨证首先辨别外感、内伤，再以部位辨别经络。

大凡外感头痛起病急，病程短，疼痛较剧，多为持续性，多呈重痛、胀痛、掣痛、跳痛、灼痛，痛而拒按，痛无休止，常伴有恶寒、发热、鼻塞、流涕等表证，多属实证。若恶风畏寒，遇风加剧，舌苔薄白，脉浮或浮紧者，为风寒头痛；若头痛而胀，发热汗出，口渴欲饮，便秘溲黄，舌红，苔薄黄，脉浮数者，为风热头痛；头痛如裹，肢体酸重，口中黏腻，胸闷呕恶，小便短赤，舌苔腻，脉濡数者，为风湿头痛。

大凡内伤头痛起病缓慢，病程长，时轻时重，反复发作，疼痛徐缓，多呈昏痛、隐痛、空痛，痛势悠悠，劳累加重，痛而喜按，痛无定处，常伴有脏腑失调，如心悸、失眠等，有虚、实、虚实夹杂之分。若头痛目眩，心烦易怒，夜眠不宁，或兼胁痛，面红口苦，苔薄黄，脉弦有力者，为肝阳头痛；若头痛昏蒙，胸脘满闷，呕恶痰涎，苔白腻，脉滑者，为痰浊头痛；若兼心悸不宁，神疲乏力，面色无华，舌淡苔薄白，脉细弱者，为血虚头痛；若头空而痛，每兼眩晕，腰痛酸软，乏力耳鸣，舌红少苔，脉细无力者，为肾虚头痛；若头痛屡发，经久不愈，痛有定处，固定不移，痛如锥刺者，为血瘀头痛。

此外，按照经络辨证，前额及眉棱骨痛，属阳明经；头两侧痛，属少阳经；头后痛属太阳经；巅顶头痛，属厥阴经。

治疗方法

1. 基本治疗

（1）外感头痛

治　法　祛风通络，止痛。以督脉及手太阴、足少阳经穴为主。

主　穴　列缺　百会　太阳　风池

方　义　百会、太阳可疏导头部经气。风池为足少阳与阳维脉的交会穴，可祛风活血、通络止痛。列缺为肺经络穴，可宣肺解表、祛风通络。

操　作　毫针泻法。风门拔罐或艾灸，大椎点刺出血。

配　穴　阳明头痛者，加印堂、攒竹、合谷、内庭；少阳头痛者，加率谷、外关、足临泣；太阳头痛者，加天柱、后溪、申脉；厥阴头痛者，加四神聪、太冲、内关。风寒头痛者，加风门；风热头痛者，配曲池、大椎；风湿头痛者，加阴陵泉。

（2）内伤头痛

a. 实证

<u>治　法</u>　疏通经络，清利头窍。以督脉及足阳明、足少阳经穴为主。

<u>主　穴</u>　百会　头维　风池

<u>方　义</u>　百会、头维疏通头部经络气血。风池活血通经，清利头目，调和气血。

<u>操　作</u>　毫针泻法。

<u>配　穴</u>　按头痛部位配穴同上。肝阳上亢者，加太冲、太溪、侠溪；痰浊头痛者，加太阳、丰隆、阴陵泉；瘀血头痛者，加阿是穴、血海、膈俞、内关。

b. 虚证

<u>治　法</u>　疏通经络，滋养脑髓。以督脉及足阳明、足少阳经穴为主。

<u>主　穴</u>　百会　风池　足三里

<u>方　义</u>　百会疏调气血以养脑髓。风池活血通经，调和气血。足三里补益气血，滋养脑髓。

<u>操　作</u>　风池用平补平泻法。余穴均用补法。

<u>配　穴</u>　按头痛部位配穴同上。血虚头痛者，加三阴交、肝俞、脾俞；肾虚头痛者，加太溪、肾俞、悬钟。

2. 其他治疗

（1）耳针法

选枕、额、脑、神门，毫针刺或埋针或王不留行子贴压。对于顽固性头痛可在耳背静脉点刺出血。

（2）皮肤针法

用皮肤针叩刺太阳、印堂及痛处，出血少量，适用于外感头痛。

眩 晕

眩晕是以目眩、头晕为主要表现的一种病证，临床头晕、目眩两者常同时并见，轻者闭目可止，重者如坐车船，旋转不定，不能站立，或伴有恶心、呕吐、汗出、面色苍白等症状，严重时可突然昏倒。

西医学中的高血压、低血压、脑血管意外、脑内占位性病变、甲状腺功能减退、梅尼埃综合征（耳源性眩晕）等疾病，当其以头晕目眩为主要临床表现时，均归属本病范畴进行辨证论治。

病因病机

眩晕的发病主要与长期忧郁恼怒，气郁化火，使肝阴暗耗，风阳升动有关。或与久病失血，气血虚而不复，或脾胃虚弱，不能健运水谷，生化气血，以致气血两虚，脑失所养有关。或与禀赋不足、年老体虚、久病伤肾、房劳过度等原因导致肾精亏耗，不能生髓，髓海不足有关。或与饮食失节，伤及脾胃，健运失司，聚湿生痰，痰浊中阻，清阳不升，浊阴不降有关。

本病病在肝、脾、肾三脏，病机常彼此影响，相互转化。

中医辨证

眩晕的发病临床当注意辨别标本虚实。

大凡如每因恼怒加重病情，口苦，舌红苔黄，脉弦者，为肝阳上亢，属于本虚标实。头重如裹，视物旋转，胸闷作呕，呕吐痰涎，食少多寐，苔白腻，脉濡滑者，为痰浊中阻，属于实证。如眩晕遇劳即发，面色无华，唇甲、毛发不泽，心悸少寐，神疲懒言，饮食减少，舌质淡，脉细弱者，为气血亏虚，属于虚证。如腰膝酸软，耳鸣，脉细者，为肝肾阴虚，属本虚之证。

治疗方法

1. 基本治疗

（1）实证

治　法　平肝化痰，定眩。以足少阳、督脉和手足厥阴经穴为主。

主　穴　风池　百会　内关　太冲

方　义　肝经为风木所寄，与胆经相表里，取胆经风池和肝经太冲，清泄肝胆，平抑肝阳。内关宽胸理气，和中化痰止呕。百会用泻法，可清利脑窍而定眩。

操　作　毫针泻法。

配　穴　肝阳上亢者，加行间、侠溪、太溪；痰湿中阻者，加头维、丰隆、中脘、阴陵泉。

（2）虚证

治　法　益气养血，定眩。加足少阳、督脉及相应背俞穴为主。

主　穴　风池　百会　肝俞　肾俞　足三里

方　义　肝俞、肾俞滋补肝肾、养血益精、培元固本；足三里补益气血以治本。风池用于补平泻法，可疏调头部气血；百会用补法可升提气血，二穴配合以充养脑髓而缓急治标。

操　作　风池用平补平泻法，肝俞、肾俞、足三里用补法。

配　穴　气血两虚者，加气海、脾俞、胃俞；肾精亏虚者，加太溪、悬钟、三阴交。

2. 其他治疗

（1）耳针法

选肾上腺、皮质下、额。肝阳上亢者，加肝、胆；痰湿中阻者，加脾；气血两虚者，加脾、胃；肾精亏虚者，加肾、脑。毫针刺或用王不留行子贴压。

（2）头针法

选顶中线，沿头皮刺入，快速捻转，每日 1 次，每次留针 30 分钟。

｜ 伤科病证 ｜

肩周炎

肩周炎是指关节囊和周围软组织的一种退行性、慢性的病理变化，以肩周围疼痛，活动功能障碍为主要表现，其名称较多，如本病好发于 50 岁左右患者而称五十肩；因患者局部常畏寒怕冷，且功能活动明显受限，形同冰冷而固结，故称冻结肩，此外还有漏肩风、肩凝症等称谓。

病因病机

本病多由慢性劳损，外伤筋骨，气血不足，复感风寒湿邪所致。风寒湿邪侵袭风寒湿邪侵袭肩部经脉，致经脉痹阻不通。外伤筋脉肩部外伤，筋脉受损，气血运行不畅，瘀滞经脉。慢性劳损营卫虚弱，筋骨衰颓，劳累日作，气血阻滞经络。

中医辨证

　　本病以肩周疼痛，夜间尤甚为特点，常因天气变化及劳累而诱发。患者肩部肌肉可有萎缩，肩前、后、外侧均有压痛，外展功能受限明显，出现典型的"扛肩"现象，X线检查多为阴性，病程久者可见骨质疏松。

　　如肩部窜痛，遇风寒痛增，畏风恶寒为外邪内侵型；肩部肿胀，疼痛拒按，夜间为甚，舌黯或有瘀点则为气滞血瘀型；肩部酸痛，劳累后疼痛加重，伴头晕目眩，气短懒言则为血虚气弱型。临床上以外邪内侵型最为常见。

治疗方法

1. 基本治疗

　　治　法　通经活血，祛风止痛。以局部阿是穴和手阳明、手太阳、手少阳经穴为主。

　　主　穴　肩髃　肩髎　肩贞　肩前　阿是穴

　　方　义　肩髃、肩贞、肩髎是手三阳经穴，加阿是穴和奇穴肩前，均为局部选穴，可疏通肩部经络气血，活血祛风而止痛。

　　操　作　足三里、气海用补法，余穴均用泻法。先刺远端穴位，做较长时间的手法，行针后令患者活动肩关节，肩部穴位要求有强烈的针感。

　　配　穴　手阳明经证者，加合谷；手太阳经证者，加后溪；手少阳经证者，加外关。外邪内侵者，加合谷、风池；气滞血瘀者，加内关、膈俞；气血虚弱者，加足三里、气海。

2. 其他治疗

（1）刺络拔罐法

选局部压痛点，用皮肤针或三棱针在肩部压痛点点刺，使少量出血，加拔火罐。

（2）穴位注射法

选局部压痛点，用当归注射液或复方丹参注射液，每处注射2毫升，隔日1次，10次为1疗程。

痹　证

痹证是由于风、寒、湿、热等外邪侵袭人体，痹阻经络，气血运行不畅所导致的以筋骨、肌肉、关节发生酸楚、疼痛、麻木、重着，或者关节屈伸不利、僵硬、肿大、变形等症状的病证。轻者病在四肢肌肉关节，重者内舍于脏。

病因病机

主要与外感风寒湿热之邪、人体正气不足有关。风寒湿热之邪侵入人体，痹阻关节筋肉筋络，导致气血痹阻不通而发本病。风寒湿邪侵入机体经络，留于关节，导致经脉气血痹阻不通，不通则痛。根据病邪偏胜和症状特点，分为行痹（风痹）、痛痹（寒痹）、着痹（湿痹）。若素体阳盛或阴虚火旺，复感风寒湿邪，邪从热化，或感受热邪，留注关节，则为热痹。

中医辨证

主症为关节肌肉疼痛，屈伸不利。

若疼痛游走，痛无定处，时见恶风发热，舌淡苔薄白，脉浮，为行痹（风痹）；疼痛较剧，痛有定处，遇寒痛增，得热痛减，局部无红肿热胀，苔薄白，脉弦紧，为痛痹（寒痹）；若肢体关节酸痛，重着不移，或肿胀，肌肤麻木不仁，阴雨天加重或发作，苔白腻，脉濡缓，为着痹（湿痹）；关节疼痛，局部灼热红肿，痛不可触，关节活动不利，可累及多个关节，伴有发热恶风，口渴烦闷，苔黄燥，脉滑数，为热痹。

治疗方法

1. 基本治疗

治 法 通痹止痛。取病痛局部穴为主，结合循经及辨证选穴。

主 穴 阿是穴 局部经穴

方 义 疼痛局部循经取穴，可疏通经络气血，使营卫调和而风寒湿热等邪无所依附，痹痛遂解。风邪偏盛为行痹，取膈俞、血海以活血，遵"治风先治血，血行风自灭"之义。寒邪偏盛为痛痹，取肾俞、关元，益火之源，振奋阳气而祛寒邪。湿邪偏盛为着痹，取阴陵泉、足三里健脾除湿。热痹取大椎、曲池可泻热疏风、利气消肿。

操 作 毫针泻法或平补平泻法。痛痹、着痹可加灸法。大椎、曲池可点刺出血。局部穴位可加拔罐法。

配　穴　行痹者，加膈俞、血海；痛痹者，加肾俞、关元；着痹者，加阴陵泉、足三里；热痹者，加大椎、曲池；另可根据部位循经配穴。

2. 其他治疗

刺络拔罐法：用皮肤针重叩背脊两侧和关节病痛部位，使出血少许，加拔火罐。

腰　痛

腰痛，是指一侧或双侧腰部疼痛，甚则痛连脊骨。

病因病机

多与感受外邪、跌仆损伤和劳欲太过等因素有关。若感受风寒湿邪，邪客于经络，经络之气阻滞；或长期从事较重的体力劳动，或腰部闪挫撞击后未全恢复，经筋、络脉受损，瘀血阻络，均可致经络气血阻滞，不通则痛。若素体禀赋不足，或年老精血亏虚，或房劳过度，损伐肾气，腰部经络失于温煦、濡养，也可致腰痛。

腰部主要有足太阳膀胱经、督脉、带脉循行经过，故腰脊部经脉、经筋、络脉的不通和失荣是腰痛的主要病机。

中医辨证

主症为腰部疼痛。疼痛在腰脊中部，为督脉病证；疼痛部位在腰脊两侧，为足太阳经证。

兼见腰部受寒史，天气变化或阴雨风冷时加重，腰部冷痛重着、酸麻，或拘挛不可俯仰，或痛连臀腿者，为寒湿腰痛；腰部有劳伤或陈伤史，劳累、晨起、久坐加重，腰部两侧肌肉触之有僵硬感，腰痛如刺，痛处固定不移者，为瘀血腰痛；起病缓慢，腰部隐隐作痛，酸多痛少，乏力易倦，脉细者，为肾虚腰痛。

治疗方法

1. 基本治疗

治 法   活血通经。以局部阿是穴和膀胱经穴为主。

主 穴   阿是穴   大肠俞   委中

方 义   阿是穴、大肠俞可疏通局部经脉、络脉及经筋之气血，通经止痛。委中为足太阳膀胱经穴，疏通腰背部足太阳经气，为治腰背疼痛之要穴。

操 作   主穴均采用泻法。寒湿证加艾灸；瘀血证加刺络拔罐；肾虚证配穴用补法，肾阳虚证加艾灸。

配 穴   寒湿腰痛者，配腰阳关；瘀血腰痛者，加膈俞；肾虚腰痛者，加肾俞、命门、志室；督脉病证者，加后溪；足太阳经证者，加申脉。

2. 其他治疗

（1）耳针法

取患侧耳穴腰骶椎、肾、神门，毫针刺后嘱患者活动腰部；或用揿针埋藏或用王不留行子贴压。

（2）皮肤针法

选择腰部疼痛部位，用皮肤针叩刺出血，加拔火罐。适用于寒湿腰痛和瘀血腰痛。

落 枕

落枕是指急性单纯性颈项部强痛，活动受限的一种病证，又称颈部伤筋。常因睡眠姿势不当，风寒侵袭项背，局部经络失调所致。表现为颈项部强直，活动不能自如，患部酸楚、疼痛，并可向同侧肩部及上臂扩散。检查时局部肌肉痉挛，有压痛，但无红肿。

治疗方法

1. 针刺疗法

原　则　舒筋活络。

取　穴　列缺　内关　天宗　绝骨　落枕点　压痛点

操　作　先针落枕穴，中强度刺激，嘱病人活动颈部，若无缓解再针天宗、绝骨等穴加拔火罐。

疗　程　每日1次，3次为一疗程。

2. 穴位按摩法

取　穴　天宗　肩井　内关

方　法　左侧落枕按压右侧天宗，右侧落枕按压左侧天宗，然后按压肩井、内关，按压时嘱患者活动颈部。

3. 穴位注射法

取　穴　天宗

方　法　维生素 B_{12} 注射液 500 微克、10% 葡萄糖注射液 2 毫升，混合注入穴位，快速推药。

疗　程　每日 1 次，3 次为一疗程。

膝部软组织损伤

膝部软组织损伤，俗称"伤筋"，因经气运行受阻，气血壅滞而成，是指膝关节周围的韧带、肌腱、脂肪垫等组织，因过度运动或外伤、劳累等原因引起。临床常见双侧副韧带损伤、十字韧带损伤及髌骨下脂肪垫损伤。临床表现为局部酸胀、疼痛、压痛、活动受限，或轻微红肿，重则不能转动。

治疗方法

1. 针刺疗法

原　则　舒筋活络。

取　穴　内、外膝眼（又名犊鼻）　阳陵泉　委中　足三里　阿是穴

方　法　中等刺激，亦可于针刺得气后加电针 15 ～ 20 分钟。

疗　程　每周 3 次，10 次为一疗程。

2. 穴位注射法

取　穴　阳陵泉、委中、足三里、阿是穴，每次选用 2 穴。

方　法　10% 当归注射液 2 毫升或三七注射液 2 毫升，加入 10% 葡萄

糖注射液 2 毫升，混合注入 2 穴，每穴 2 毫升。

　　<u>疗　程</u>　每日 1 次，6 次为一疗程。

　　<u>注　意</u>　药液切勿注入关节腔内，避免引起关节红肿、疼痛和感染。

｜ 男科病证 ｜

急、慢性前列腺炎

　　前列腺炎属中医学"淋证""癃闭"范畴，是中青年男性生殖系统感染而致前列腺长期充血、腺泡淤积、腺管水肿引起的炎症改变，以排尿不适、尿频、尿急、尿痛、腰骶部酸痛、小腹胀坠等为临床特点，其发病率在泌尿外科 50 岁以下男性患者中占首位，极大地影响了男性的生活质量及心理健康。

病因病机

　　多由于下焦湿热，膀胱泌别失职；肾阴亏虚，阴虚内热，热移膀胱，清浊不分；脾虚气陷，精微下渗；肾阳不足，失于固摄所致。病位在下焦，常涉及膀胱、肾、脾等脏腑。

治疗方法

1. 基本治疗

　　<u>治　法</u>　以足少阴肾经穴及任脉穴位为主。

　　<u>主　穴</u>　太溪　涌泉　中极　关元　肾俞

2. 其他治疗

可用针刺或艾灸方法进行治疗，涌泉足浴效果尤佳。对于肾经穴位进行按摩或刮痧也可起到较好疗效。

| 妇科病证 |

痛　经

妇女正值经期或经行前后出现周期性小腹疼痛或痛引腰骶，甚至剧痛晕厥者，称为痛经。

病因病机

痛经多由情志不调，郁怒伤肝，肝气郁结，经血阻滞于胞宫；或经期受寒饮冷，坐卧湿地，冒雨涉水，寒湿客于胞宫；或脾胃素虚，或大病久病，气血虚弱；或禀赋素虚，肝肾不足，精血亏虚，以致冲任不足，胞脉失养而发。

中医辨证

主症为经期或经行前后小腹疼痛，历时数小时，甚者 2～3 天。痛重者面色发白，出冷汗，全身无力，四肢厥冷，或伴有恶心、呕吐、腹泻、尿频、头痛等症状。

兼见腹痛，多在经前或经期腹痛剧烈，拒按，经色紫红或紫黑，夹有血块，血下痛减，为实证。伴经前乳房胀痛，舌有瘀斑，脉细弦者，为气滞血瘀；小腹冷痛，得热痛减，月经量少，色紫黑有块，苔白腻，脉沉紧者，为寒湿凝滞。

兼见经后小腹绵绵作痛，少腹柔软喜按，月经色淡，量少，属虚证。伴面色苍白或萎黄，神疲无力，头晕眼花，心悸，舌淡，舌体胖大边有齿痕，脉细弱者，为气血不足；伴腰膝酸软，夜寐不宁，头晕耳鸣，目糊，舌红少苔，脉细者，为肝肾不足。

治疗方法

1. 基本治疗

（1）实证

治 法　行气散寒，通经止痛。取足太阴经、任脉穴为主。

主 穴　三阴交　中极　次髎

方 义　三阴交为足三阴经交会穴，可通经止痛。中极为任脉经穴，可通调冲任之气。次髎为治疗痛经的经验穴。

操 作　毫针泻法，寒邪甚者可加艾灸。

配 穴　寒湿者，加归来、地机；气滞者，加太冲；腹胀者，加天枢、气穴；胁痛者，加阳陵泉、光明；胸闷者，加内关。

（2）虚证

治 法　调补气血，温养冲任。以足太阴、足阳明经穴为主。

主 穴　三阴交　足三里　气海

方 义　三阴交为肝经、脾经、肾经三经之交会穴，可调理三经气血，肝脾肾精血充盈，胞脉得养，冲任自调。足三里为阳明经之合穴，可补益气血。气海为任脉穴，暖下焦，温养冲任。

<u>操　作</u>　毫针补法，可用灸法。

<u>配　穴</u>　气血亏虚证者，加脾俞、胃俞；肝肾不足者，加太溪、肝俞、肾俞；头晕耳鸣者加悬钟。

2. 其他治疗

（1）耳针法

选子宫、皮质下、内分泌、交感、内生殖器、神门、肝、肾。每次选 2 ～ 4 穴，毫针刺，中等强度刺激，每次留针 20 ～ 30 分钟。或用耳穴贴压法，每 3 ～ 5 日更换 1 次。

（2）皮肤针法

选腰骶部督脉、膀胱经、夹脊穴，下腹部任脉、肾经、脾经。用皮肤针叩刺，至皮肤潮红，每次 10 ～ 15 分钟，隔日 1 次。

月经不调

凡月经周期出现异常者，总称月经不调。临床上称月经先期为经早，月经后期为经迟，月经先后不定为经乱。

本病常伴有经量、经质、经色的变异，临证时应进行全面的综合分析，以明辨虚实寒热。

病因病机

经早：素体阳盛，嗜食辛辣之品，助阳生热；或情志抑郁，肝郁化火，热蕴胞宫，血热妄行；或久病之后损气伤阴，阴虚内热，冲任不通。均可导致月经先期。

经迟：素体阳虚，寒邪内生；或行经之际，淋雨涉水，贪食生冷，寒邪搏于冲任，血为寒凝，经行受阻；或肝气不舒，气滞血郁，胞脉血运不畅；或产后失调，产孕过多，营血亏损；或饮食劳倦，脾胃两虚，生化之源不足，气衰血少。均可引起月经后期而至。

经乱：多因肝郁，肾虚所致。肝藏血而主疏泄，若郁怒伤肝，肝气疏泄太过则月经偏于先期，疏泄不及则月经偏于后期。肾主封藏而司生育，若素体肾气不足，或房事不节，或孕育过多，肾失封藏，损伤冲任，血海溢蓄失调，致使月经周期错乱。

中医辨证

经早：月经周期提前七天以上，甚至一月两次。月经量多，色深红或紫红，经质稠，兼见心胸烦热，面赤口干，小便黄，大便干，舌红苔黄，脉滑数者，为实热证。月经量少色红，经质黏稠，潮热盗汗，手足心热，腰膝酸软，舌红苔少，脉细数者为虚热证。经量或多或少，经色紫红，或夹有瘀块，经行不畅，或胸胁及乳房作胀，小腹胀痛，心烦易怒，口苦咽干，舌苔薄白，脉弦数者为郁热证。月经量多色淡，质地清稀，神倦肢疲，心悸气短，纳少便溏，小腹下坠，舌淡苔薄，脉弱无力者为气虚证。

经迟：月经周期推迟七天以上，甚至四五十天一潮。经期延后，月经色黯而量少，小腹冷痛，得热痛减，或畏寒肢冷，面色苍白，舌苔薄白，脉沉紧者为寒实证。月经色淡而量少，经质清稀，小腹隐隐作痛，喜热喜按，小便清长，大便溏薄，舌质淡，苔薄白，脉沉迟者为虚寒证。月经量少色淡，经质清稀，面色苍白，头晕目眩，心悸少寐，舌淡苔少，脉细弱者为血虚证。月经错后，经量少，经色黯红，夹有瘀块，小腹胀痛，胸胁乳房作胀，舌苔薄白，脉弦者为气滞证。

经乱：月经不能按周期来潮，或提前或延后，经量或多或少，经色紫黯，经行不畅，胸胁乳房胀痛，嗳气不舒，喜叹息，苔薄白，脉弦者为肝郁证。经来先后不定，量少色淡，腰膝酸软，头晕耳鸣，舌淡苔白，脉象沉弱者为肾虚证。

治疗方法

1. 基本治疗

（1）经早

治 法 清热调经。取任脉和足三阴经穴为主。实证用泻法，虚证用补法，气虚者针灸并用。

主 穴 关元 血海

方 义 本方配穴的主要作用是清热和血，调理冲任。关元属任脉经穴，又是足三阴经的交会穴，故关元是调理冲任的要穴，合血海以调血。冲任调和，经血则按时而行。

配 穴 实热配太冲、曲池；虚热配三阴交、然谷；郁热配行间、地机；气虚配足三里、脾俞。

（2）经迟

治 法 温经和血。取任脉和足三阴经穴为主。针灸并施。

主 穴 气海 三阴交

方　义　肾气旺盛，月经才能应时来潮。气海是任脉经穴，三阴交为足三阴经之会，功能益肾调血、补养冲任，二穴相配有调和冲任的作用。

配　穴　寒实配归来、天枢；虚寒配命门、太溪；血虚配足三里、脾俞、膈俞；气滞配蠡沟。

（3）经乱

治　法　调补肝肾。取任脉和足三阴经穴为主。酌情补泻。

主　穴　关元　三阴交

方　义　关元与三阴交相配可和肝补肾，调理冲任。冲任调和经血才能应时来潮。

配　穴　肝郁配太冲、肝俞、期门；肾虚配肾俞、太溪、水泉。

2. 耳针疗法

取　穴　子宫　内分泌　卵巢　肝　脾　肾

刺　法　每次取 2～3 穴，中等强度刺激，留针 15～20 分钟，隔日一次，也可耳穴埋针。

子宫脱垂

子宫脱垂是指子宫位置下移，或脱出阴道口外，称为阴道下脱，或称阴挺，本病严重影响妇女健康。多由于生育过多、子宫韧带松弛、不合理接生、产后过早参加重体力劳动、腹压增加等因素所致。中医认为系体质虚弱、中气下陷、冲任不固所致。

治疗方法

1. 针刺疗法

原　则　补气升提。

取　穴　百会、维胞、子宫、三阴交、阴陵泉、气海，选 2～4 穴，可加电针。

疗　程　每周 3 次，10 次为一疗程。

2. 灸法

取　穴　关元　气海　百会　三阴交

方　法　艾条灸每穴 10～15 分钟。

疗　程　每日 1 次，10 次为一疗程。

3. 穴位注射法

取　穴　脾俞　肝俞　维胞　三阴交

方　法　用人参注射液 4 毫升，或用 10% 当归注射液 4 毫升，再加 10% 葡萄糖注射液 2～4 毫升，混合注入 2 穴，每穴 1.5～2 毫升，穴位交替治疗。

疗　程　每日 1 次，6 次为一疗程。

4. 耳针疗法

取　穴　肾　子宫　神门　皮质下

方　法　间歇行针刺激，两耳交替治疗，亦可用王不留行子以胶布贴敷按压耳穴，并嘱病人每天自行按压 3～5 次，以增强刺激，提高疗效。

两耳交替治疗。

　　疗　程　每日1次，6次为一疗程。

5.穴位埋线法

　　取　穴　子宫　胃俞透脾俞　中极透关元　足三里　维胞

　　方　法　每次选用2穴，穴位交替治疗。

　　疗　程　每周1次，6次为一疗程。

盆腔炎

　　盆腔炎是指女性生殖器官炎症，包括子宫、输卵管、卵巢、盆腔、腹膜盆腔结缔组织的炎性病变。临床分为急性、慢性和结核性盆腔炎三种。中医没有盆腔炎病名记载，据其临床表现，可散见于"癥瘕""热入血室""带下""行经腹痛""不孕"等病之中。本证均有下腹胀痛、腰酸痛、白带多、月经不调等症状。多由于行经、产后胞脉空虚或平时体质虚弱，湿热邪毒内侵于胞中而致病。

治疗方法

1.针刺疗法

　　原　则　清热利湿，活血化瘀。

　　取　穴　次髎　关元　足三里　三阴交　气海　肾俞

　　方　法　偏寒湿针刺关元、足三里，平补平泻，多灸；偏湿热针刺用泻法，不灸。

疗　程　每周 3 次，10 次为一疗程。

配　穴　白带多加带脉、阴陵泉。

2. 穴位注射法

取　穴　穴位同上，每次选用 2 穴。

方　法　当归注射液 2 毫升、红花注射液 2 毫升、鱼腥草注射液 2 毫升、穿心莲注射液 2 毫升、复方丹参注射液 2 毫升、金刚藤注射液 2 毫升，任选两种药物，加 10% 葡萄糖注射液 4 毫升，混合注入，每穴 2 毫升。

疗　程　每日 1 次，6 次为一疗程。

不孕症

夫妇同居 2 年以上，配偶健康而不受孕，或曾有孕育，而又 2 年以上未再孕者（采取计划生育避孕者除外），均称不孕症。可由先天性的生理缺陷，如阴道畸形、子宫和卵巢发育不良、子宫颈狭窄而致，或因炎症引起子宫内膜炎、结核性盆腔炎等。祖国医学将不孕症的病因分为肾虚、血虚、胞寒和痰瘀互阻等。

治疗方法

1. 针刺疗法

原　则　补益肝肾，调理冲任，暖宫散寒，化痰行瘀。

取　穴　肾俞　气海　关元　子宫　脾俞　足三里　三阴交　中极　丰隆　阴交　命门

方　法　每次选用 4～6 穴，根据症状采用补泻手法。

疗　程　每周 3 次，10 次为一疗程。

2. 穴位注射法

取　穴　穴位同上，每次选用 2 穴。

方　法　10% 当归注射液 2 毫升、人参注射液 2 毫升，加 10% 葡萄糖注射液 2 毫升，混合注入 2 穴。尚可对症用复方丹参注射液 2 毫升、鱼腥草注射液 2 毫升、红花注射液 2 毫升、三七注射液 2 毫升、金刚藤注射液 2 毫升，任选两种，加 10% 葡萄糖 2 毫升，混合注入 2 穴，每穴 2 毫升。

疗　程　每日 1 次，1 个月为一疗程。

│ 皮肤科病证 │

湿　疹

本病是一种常见的皮肤病。由于患病部位不同而有不同的名称，如发于面部的为奶癣（婴儿湿疹），发于耳部的为旋耳疮，发于阴囊部的为肾囊风，发于四肢肘弯腘窝的为四弯风等。

病因病机

本病由于感受风热湿邪，皮肤经络受阻而成。急性以湿热为主，或久延失于治疗，血虚生风化燥，肌肤失却濡养而成慢性湿疹。

中医辨证

1. 湿热证

本病初起时，在局部皮肤上发红作痒，迅速即出现丘疹或小疱，搔破之后，变成糜烂。常伴有腹痛，便秘或腹泻，小便短赤，身热头痛等，苔薄或黄腻，脉浮滑或滑数。

2. 血虚证

病情反复，病程较长，皮肤损害处颜色黯褐，粗糙肥厚，瘙痒，并有脱屑等，舌质淡，苔薄白，脉细弦。

治疗方法

1. 基本疗法

（1）湿热证

治　法　清泄湿热。取督脉、手阳明、足太阴经穴为主。针用泻法。

主　穴　陶道　曲池　肺俞　神门　阴陵泉

方　义　陶道疏表清热，配肺俞可疗皮肤之疮疡，因肺主皮毛之故。曲池泻阳明之火，神门宁神以止痒，阴陵泉健脾而化湿。

配　穴　滋水多加水分；腹泻加足三里。

（2）血虚证

治　法　养血润燥。取足阳明、太阴经穴为主，针用补法。

主　穴　足三里　三阴交　大都

方　义　湿疹缠绵日久，营血亏虚，不能濡润皮肤，故取足三里、三阴交建中养血。大都是足太阴的荥穴，能清热化湿。

<u>配　穴</u>　局部经常规消毒后，用三棱针在患处轻轻叩刺，使皮肤微红为度。

2. 其他疗法

<u>取　穴</u>　肺　神门　肾上腺

<u>刺　法</u>　中等强度刺激，留针 1～2 小时。

<u>配　穴</u>　病程长，兼有虚证表现者加用肝、皮质下。

小贴士

本病是过敏性炎症性的皮肤病，一般分为急性、亚急性和慢性三类。它具有多形损害、对称分布、自觉瘙痒、反复发作、易演变成慢性等特点。本病忌食腥味及刺激性食物以减少复发机会。

斑　秃

斑秃是一种头皮部毛发突然发生圆形或椭圆形局限性斑状脱落的病症。本病可发生于各个年龄段，但以青年人患病较多，男女皆可发生。本病无任何自觉症状，可发生于任何部位，但常发生在头部，表现为头发突然间脱落，边界清楚，呈圆形、椭圆形，大小不等，多数发展至钱币状或稍大些就不再扩大。脱发区边缘的头发松动，易拔出，拔出可见发根近端萎缩。脱发部位的头皮是正常的，无炎性反应，无鳞屑，大部分患者仅有一片脱发区，病程可持续数月至数年，多数能自愈，但也有少数患者可反复发作，重者脱发可持续进行或迅速发展，甚至头发全部脱落，形成全秃。

病因病机

由于肝肾不足，营血不能荣养皮肤，以致毛孔开张，风邪乘虚袭入，风胜血燥；或因肝气郁结，气机不畅，以致气滞血瘀，发失所养而成。

中医辨证

患部头发迅速地成片脱落，呈圆形或不规则形，小如指甲，大如钱币，一至数个，皮肤平滑而有光泽。

血虚证：伴有头晕，失眠，舌淡红，苔薄，脉细弱。

血瘀证：病程较长，面色晦暗，舌边有紫色瘀点，脉涩。

治疗方法

1. 基本治疗

治 法 养血祛风，活血化瘀。取督脉、足太阳经穴为主。针刺补泻兼施。局部可用梅花针叩刺。

主 穴 阿是穴　百会　风池　膈俞　足三里　三阴交

方 义 本方以梅花针叩刺阿是穴，以疏导局部气血，促进头发新生。百会、风池、膈俞疏风养血，足三里、三阴交益气活血。

配 穴 头晕加上星；失眠加内关、神门。

2. 其他疗法

可采用艾灸，用艾条在患部上熏灸，至皮肤呈微红时为止。

丹　毒

丹毒是一种急性接触性感染性皮肤病，其发病后色红如丹而名为丹毒。发于头面的称抱头火丹。游走全身的称赤游丹，生于腿部的称流火。临床表现为皮肤红、肿、痛、热，状如云片，边缘突起，界限分明，本证因火邪侵犯血分、热邪郁于肌肤而发，或因体表失于卫固。邪毒乘隙而入，以致经络阻滞，气血壅滞而成。

治疗方法

1. 针刺疗法

原　则　清热解毒，活血祛瘀。

取　穴　曲池、大椎、足三里、合谷、血海、委中、解溪、阴陵泉、阿是穴，每次取 2 ～ 4 穴。

疗　程　每周 3 次，10 次为一疗程。

2. 刺血拔罐法

取　穴　病变区或病变区内的穴位。

方　法　用 2.5% 碘酒、75% 酒精常规消毒皮肤，以消毒的三棱针在患部或穴位，快速刺入皮肤 0.1 ～ 0.2 寸，立即出针，使之出血。出血量视病情而定，一般不宜过多，总量不超过 20 毫升为妥。刺法以点刺和散刺交错使用。亦可点后加拔火罐，每周或两周 1 次。

注意事项

注意严格消毒，防止刺伤大血管。

如有全身发热症状，应先控制发热后再行治疗。

如病变面积大，放血量又要多，治疗间隔时间不要太短。

孕妇、体弱患者慎用此法治疗，有出血倾向或出血不易止者，不宜用此法治疗。

术后患者给予包扎，并配合中药治疗。

神经性皮炎

本病是一种慢性瘙痒性疾病，多见于颈项、肘、腘、骶部，常对称分布，局部奇痒，抓后呈丘疹状，日久皮肤呈苔藓样变。当情绪波动、郁闷急躁时，可加重病情，此病多反复发作，缠绵难愈，本证又称牛皮癣，多由脾肺湿热，复感风湿邪热，蕴于肌肤所导致，或由风寒外袭，营卫失调，郁久化热化燥，使皮肤失其所养而致。

治疗方法

1. 针刺疗法

原　则　活血通络。

取　穴　合谷、曲池、血海、足三里、三阴交，病变周围处。

<u>方　法</u>　中、强度刺激，针刺病变部位要沿病变基底部刺入，或从四方向中心横刺。

<u>疗　程</u>　每周 3 次，10 次为一疗程。

2. 穴位埋线法

<u>取　穴</u>　病变部周围，如面积广而散，上半身取曲池，下半身取血海、足三里。

<u>方　法</u>　局部在病变基底部作"十"字贯穿或环形植入。

<u>疗　程</u>　每周 1 次，3 次为一疗程。

注意事项

嘱咐患者保持埋线部位的干燥和清洁，防止感染，治疗期间忌食辛辣食物、忌饮酒。

五官科病证

耳鸣耳聋

耳鸣耳聋都是听觉异常的症状。耳鸣是指自觉耳内鸣响，耳聋是指听力减退或听觉丧失，耳鸣常常是耳聋的先兆。两者在病因及治疗方面大致相同，故合并论述。

病因病机

本证可分虚实两类。如因暴怒惊恐，肝胆火旺，以致少阳胆经经气闭阻；或痰热郁结，壅遏清窍属实证。如因肾精亏耗，精气不能上达于耳者属虚证。

中医辨证

1. 实证

暴病耳聋，或耳中闷胀，鸣声不断，声响如蝉鸣或海潮声，按之不减。肝胆火旺者，多见面赤，口干，烦躁善怒，脉弦。痰热郁结者，多见胸闷痰多，脉滑数等证。

2. 虚证

久病耳聋，或耳鸣时作时止，声细调低，操劳则加重，按之鸣声减弱。多兼有头晕、腰酸、遗精、带下、脉虚细等症。

治疗方法

1. 基本治疗

（1）实证

治 法　清肝泻火，疏通耳窍。以足少阳、手少阳经穴为主。

主 穴　翳风　听会　侠溪　中渚

方 义　手、足少阳两经经脉均入耳中，因此取手少阳之中渚、翳风，足少阳之听会、侠溪。疏通少阳经络，清肝泻火。

操 作　毫针泻法。

配 穴　肝胆风火者，加太冲、丘墟；外感风邪者，加外关、合谷。

（2）虚证

治　法　益肾养窍。以足少阴、手太阳经穴为主。

主　穴　太溪　照海　听宫

方　义　太溪、照海补益肾精、肾气。听宫为局部取穴，可疏通耳部经络之气。

操　作　毫针补法。肾气虚可用小艾炷灸患处。

配　穴　肾气不足者，加肾俞、气海；肝肾亏虚者，加肾俞、肝俞。

2. 其他治疗

（1）耳针法

选心、肝、肾、内耳、皮质下。暴聋者，毫针强刺激；一般耳鸣、耳聋中等强度刺激量，亦可埋针。

（2）穴位注射法

选听宫、翳风、完骨、瘈脉。用 654-2 注射液，每次两侧各选一穴，每穴注射 5 毫克；或用维生素 B_{12} 100 微克注射液，每穴 0.2 ～ 0.5 毫升。

（3）头针法

选取两侧晕听区，毫针刺，间歇运针，留针 20 分钟，每日或隔日 1 次。

小贴士

虚证耳鸣夜间较甚，患者常因此而妨碍睡眠，故睡前可用热水浸泡双足，或以手用力按摩两足底涌泉穴，令其极热，可引火归元，导其阴阳相交，从而减轻耳鸣症状。

重视心理疏导，调节睡眠。

近 视

近视是一种屈光不正的眼病，多发生在青少年发育时期，一般外观眼部无明显异常，只是对物体近看清楚，远视模糊。病因很多，以阅读、书写、近距离工作时照明不足，姿势不正，持续时间过久为主要因素，少数患者的近视可能与遗传有关。肝藏血，开窍于目，得血而能视，若久视伤血，目失所养，故而发本病。此外，因禀赋不足也是发病之一。临床对于假性近视针刺效果较好，而对真性近视则疗效较差。

治疗方法

1. 基本治疗

治　法　滋补肝肾，益气明目。取背俞和近部穴位为主。

主　穴　睛明　攒竹　承泣　光明　风池　肝俞　肾俞

方　义　睛明、攒竹、承泣为治眼疾之常用穴，有清肝明目的作用。风池为手足少阳与阳维之交会穴，有通经活络、养血明目之功。肝俞、肾俞配光明有调补肝肾、益气明目的作用。

配　穴　如脾胃虚弱者加四白、三阴交、足三里。

2. 其他治疗

（1）耳针疗法

取　穴　眼　肝　肾　脾　交感　神门　三焦　心　脑点

方　法　每次取4～5穴，中等强度刺激，使耳郭稍有充血为度，留针30分钟。

（2）王不留行子贴敷

用王不留行子以胶布贴敷于耳穴，并嘱咐患者每日按压耳穴 3 ～ 5 次。每日 1 次，两耳交替治疗，10 次为一疗程。

注意事项

眼区穴位一定掌握好进针方向、角度及深度，防止刺伤眼球及血管。出针后应以消毒棉球多按压针孔，防止出血。

麦粒肿

麦粒肿又称外睑腺炎，为睫毛毛囊周围的皮脂腺受葡萄球菌急性感染所致。临床表现为开始局部红肿、疼痛、有胀感、触之有硬结和压痛。数天后出现局部有一黄色脓点，破溃后脓点一般疼痛消失。中医认为本证是足阳明胃经湿热上注，再兼感风邪相合形成。

治疗方法

1. 挑刺疗法

原　则　疏泄风热。

方　法　眼睑挑刺法，患者平卧，用 75% 酒精进行眼睑皮肤消毒。左手将眼睑外翻，暴露睑缘病变部位，右手拇、示指夹持 1 寸毫针，中指固定针身，针尖应与睑板平行，以横刺雀啄式轻挑睑板腺开口处及病变周围睑缘部，反复 10 ～ 15 次，此时患者有眼泪溢出，即可停止。挑刺后用

0.25% 氯霉素眼药水滴眼，每日 2～4 次。此法宜用于发病初期，如炎症明显或有扩散者禁用。

在第 1～7 胸椎两侧、两肩胛骨脊柱缘范围内，找淡红色（像血管痣）稍高于皮肤的丘疹，用 2.5% 碘酒、75% 酒精作常规皮肤消毒，以三棱针点刺丘疹，挤出少量血液，用消毒棉球擦去，如此反复挤 3～5 次，用消毒纱布覆盖，胶布固定，以免感染。

2. 耳针疗法

取 穴　眼　肝　脾　耳尖　交感

方 法　每次取 3～4 穴，留针 10～15 分钟，间歇运针。

疗 程　每日 1 次，6 次为一疗程。

咽喉肿痛

咽喉肿痛包括急性咽喉炎、慢性咽喉炎和急性扁桃体炎。本证属于中医的"喉痹""乳娥"范畴。病因为风热犯肺，热邪熏灼肺系；或因过食辛辣，引动胃火上蒸，津液受灼，煎炼成痰，痰火蕴结可致咽喉肿痛；或因肾阴亏耗，阴液不能上润咽喉，虚火上炎，灼于咽喉而致。

治疗方法

1. 针刺疗法

原 则　实热证宜清肺胃之热以利咽喉；虚热证则宜滋阴降火。

主 穴　少商　尺泽　合谷　商阳　内庭　丰隆　曲池（实热证）

太溪　照海　鱼际（虚热证）

<u>方　法</u>　中、强度刺激，留针 15～20 分钟，井穴只点刺出血。

<u>疗　程</u>　每日 1 次，6 次为一疗程。

<u>配　穴</u>　便秘加上巨虚，嘶哑加列缺、扶突。

2. 耳针疗法

<u>取　穴</u>　咽喉　扁桃体　肾上腺　耳轮 1～6

<u>方　法</u>　中、强度刺激，捻转 2～3 分钟，留针 10 分钟。

<u>疗　程</u>　每日 1 次，6 次为一疗程。

牙　痛

牙痛为口腔疾病中常见的症状，原因较多，一般多因牙髓炎、龋齿（蛀牙）、牙周炎引起，遇冷、热、酸、甜等刺激时加剧。本证有虚实之分，实痛多因胃火、风火引起，虚痛多因肾阴不足所致。

治疗方法

1. 针刺疗法

<u>原　则</u>　泄热止痛

<u>主　穴</u>　合谷　颊车　下关

<u>方　法</u>　中、强度刺激，留针 15～20 分钟，间歇运针，至痛缓解。

<u>疗　程</u>　每日 1 次，3 次为一疗程。

<u>配　穴</u>　风火痛配外关、风池；实火痛配内庭、劳宫；虚火痛配太溪、

行间。

2. 耳针疗法

<u>取 穴</u>　上颌　下颌　神门　屏尖　牙痛点

<u>方 法</u>　强刺激，留针 20 ～ 30 分钟，间歇运针，至痛缓解，亦可用王不留行子以胶布贴敷于耳穴，并嘱病人自行按压。

<u>疗 程</u>　每日 1 次，3 次为一疗程。

注意事项

针刺有止痛作用，但牙病是多种原因引起，应嘱患者作专科检查，进行病因治疗。

│　儿科病证　│

小儿遗尿

遗尿，是指 3 周岁以上的小儿，睡眠中小便经常自遗，醒后方觉的一种病证，又称尿床。

病因病机

肾主闭藏，司气化，膀胱有贮藏和排泄小便的功能。若肾气不足，下元不固，每致膀胱约束无权而发生遗尿。肺主一身之气，有通调水道、下输膀胱的功能；脾主中气，有运化水谷而制水的作用。若脾肺气虚，上虚不能制下，膀胱约束无力，亦可发生遗尿。

中医辨证

肾阳不足：睡中遗尿，醒后方觉，一夜可发生 1～2 次或更多，兼见面色苍白，小便清长而频数，甚则肢冷恶寒，舌质淡，脉沉迟无力。

肺脾气虚：多发生于病后或身体虚弱者，睡中遗尿，但尿频而量少，兼见面色少华，精神倦怠，四肢乏力，食欲不振，大便稀溏，舌质淡，脉缓或沉细。

治疗方法

治　法　健脾益气，温肾固摄。取任脉、足太阴经穴、相应背俞穴为主。

主　穴　关元　中极　膀胱俞　三阴交

方　义　关元培补元气，益肾固本。中极、膀胱俞为膀胱之俞募配穴，可促进膀胱之气化功能。三阴交健脾益气。

操　作　毫针补法，配穴用灸法。

配　穴　肾阳虚者，加肾俞；脾肺气虚者，加气海、肺俞、足三里；夜梦多者，加百会、神门。

小儿泄泻

泄泻，是以大便次数增多，便下稀薄，或水样便为特征的一种病证。

小儿脾胃薄弱，起居不慎，饮食失调均易引起泄泻。

本病是小儿常见病，四季皆可发生，夏秋两季多见。

病因病机

小儿脏腑娇嫩，外感暑湿，饮食不洁，困扰脾胃，以致运化失常，清浊不分，形成泄泻；或饮食不节，乳食停滞，损伤肠胃，消化不良，水谷不分，并走肠间，形成泄泻；或久病脾胃虚弱，肾阳不足，命门火衰，不能温运水谷，下注于肠，遂成泄泻。

中医辨证

湿热泻：泻下稀薄，色黄而秽臭，腹部疼痛，身热口渴，肛门灼热，小便短赤，舌苔黄腻，脉滑数。

伤食泻：腹部胀痛，痛则欲泻，泻后痛减，大便腐臭，状如败卵，嗳哕腐食，或呕吐不消化食物，舌苔垢腻，脉滑而实。

阳虚泻：时泻时止或久泻不愈，大便溏或完谷不化，每于食后作泻，纳呆，神疲肢倦，面色萎黄，甚则四肢厥冷，睡后露睛，舌淡苔白，脉细缓。

治疗方法

1. 湿热泻

治 法　清热利湿。取手足阳明经穴为主。针刺泻法。

主 穴　中脘　天枢　足三里　曲池　内庭

方 义　急性泄泻由湿热之邪侵袭胃肠所致。天枢、中脘为大肠和胃的募穴，是腑气募集之所。曲池、足三里是手足阳明的合穴，"合治内腑"。内庭是足阳明的荥穴，"荥主身热"。本方集中使用特定俞穴，对于清热利湿、和中止泻，有相得益彰之效。

配 穴　热重加合谷、大椎；湿重加阴陵泉。

2. 伤食泻

治 法　消食导滞。取足阳明经穴为主。针刺泻法。

主 穴　中脘　建里　天枢　气海　足三里　里内庭

方 义　方用中脘、天枢、足三里调节胃肠以助消化。建里、气海理气导滞。里内庭为经外奇穴，善治伤食。食滞得化，则泻可止。

配 穴　呕吐加内关、上脘；腹胀痛加下脘、合谷。

3. 阳虚泻

治 法　健脾温肾。取背俞、足阳明经穴为主。针刺补法，并灸。

主 穴　脾俞　肾俞　足三里　章门

方 义　肾俞、脾俞健脾温肾。章门与足三里相配，健脾补胃，以助运化。肾能温煦，脾得运化，则泄泻可止。

配 穴　腹胀加气海、公孙；腹痛灸神阙；手足厥冷灸关元。

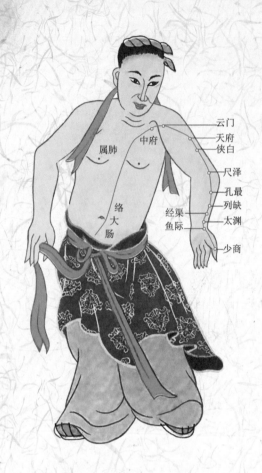

云门
天府
侠白
尺泽
孔最
列缺
太渊
少商

属肺
中府

络
大
肠

经渠
鱼际

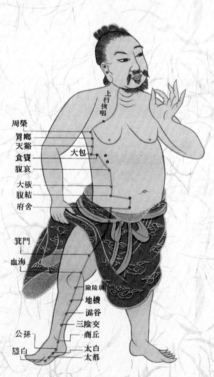

上行侠咽

周荣
胸乡
天谿
食窦
腹哀

大包

大横
腹结
府舍

箕门

血海

阴陵泉
地机
漏谷
三阴交
商丘

公孙
隐白

太白
太都

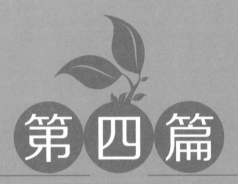

第四篇

传遍全球

　　针灸疗法是我国传统医学中光彩夺目的瑰宝之一，也是华夏文明对人类文明的奉献。在走向世界的过程中，针灸接受各种不同文化的检阅，从而不断地获得发展和自我完善，又一次成为博大精深的中医学乃至中华文化传向全球的重要载体。

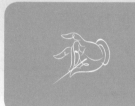

针 灸 东 渡

　　针灸疗法是我国传统医学中光彩夺目的瑰宝之一，它是古代劳动人民在长期与疾病斗争的过程中逐步发展起来的，为中华民族的繁衍昌盛做出了重要贡献，也是华夏文明对人类文明的奉献。由于针灸疗法安全、有效、简便、经济，受到世界各国人民的欢迎。纵观近代中西文化及科学交流史，总体上"西学东渐"为多，但中医药学却是"东学西渐"，其中针灸疗法则是最具规模的学科之一。

　　由于地域的原因，针灸最早东渡影响亚洲诸国，以后又西传影响欧美诸国，后从 20 世纪 70 年代起逐步走向世界。

｜ 走向朝鲜 ｜

　　随着中华大地封建王朝的日益强盛，中华文明在邻国中的影响日益增长，包括针灸学在内的中医学也不断传向周边国家。朝鲜则是最早受到这种文化"辐射"的国家之一。地理上朝鲜是我国东北方向的邻国，在历史上与中国关系极为密切，受中华文化影响极深。陆路传输是最原始、最方便的办法。

　　据史书记载，公元 6 世纪（相当于中国历史上的南北朝时期）中国医药学传到朝鲜（当时为高丽、百济、新罗三国鼎立局面）。后来在唐朝的帮助下进入新罗统一时期（即公元 669 年起），朝鲜与中国大陆的交往日益频繁。新罗王朝极力仿效唐朝的社会制度包括医事制度，设置的医学课程也以中国现存最早的针灸学专著《针灸甲乙经》等作为教材，面向为宫廷服务的医学教育。

公元 936 年进入高丽王朝后（相当于中国北宋时期），朝鲜的针灸进入成熟阶段，在医事管理中专门设有管理针灸的官职。宋哲宗皇帝还向朝鲜政府提出，将朝鲜所收藏的中医的部分善本典籍进行复制抄本，并将抄本送回中国，表明当时的医学交流日益频繁。在朝鲜历史上，还有着李商老用针刺治愈毅宗（公元 1146 ～ 1170 年）足疾的记录。

进入李朝时期后（即公元 1392 年起，相当于中国历史上的明朝时期），中国宋元时代的针灸学新著，如王惟一的《新铸铜人俞穴针灸图经》、滑寿的《十四经发挥》等陆续传向朝鲜。公元 1418 年李朝太宗年间，朝鲜使者吴真从北京回国时，明成祖朱棣下诏批准礼部赠送太医院的两幅彩绘针灸铜人图给朝鲜。后来朝鲜在中国医学经典的基础上，大量编撰刊行包括针灸在内的多种医学书籍，例如《乡药集成》《医方类聚》《针灸择日编集》等。

在李朝后期，宣祖命许浚撰写含有大量针灸学内容的《东医宝鉴》一书，于 1610 年完成，1613 年用活字印刷出版，该著作在朝鲜影响很大，作为中医学的经典延用至今。此后朝鲜著名针灸专家许任还先后担任宣祖、光海君、仁祖三个朝代的针灸专科医生，晚年于仁祖 22 年出版《针灸经验方》一书，除了继续引用中医典籍之外，将自己长期积累的独到经验总结融入，成为朝鲜第一部针灸专著。

近年来，韩国所提到的"东医"改为如今的"韩医"，其基础理论还是和中医非常相近的。

｜ 传至日本 ｜

日本是中国最重要的近邻之一，为一衣带水的重要邻邦。在漫漫的历史长河中，中日文化友好相处，医学上密切交流的精彩故事层出不穷，成为历史上的闪光点。日本以前所称的"汉方医学"大致就是中医学，现在所称的"东洋医学"，也基本传承了中医的脉络。据史料记载，早在公元562 年（相当于我国的南北朝时期），吴人智聪携带《明堂图》（即经络穴位图）及其他医书 160 卷到日本，这是中国医书特别是针灸医书传向日本的最早明确记载。

日本的历代天皇以中国唐朝为榜样，尽力仿效。那时日本的遣唐使，从公元 630 年起接连不断（200 多年间共派遣 13 次），有的日本留学生在中国居留达几十年，有的还在唐朝为官，中日文化交流高潮兴起。至今日本的大量古建筑均保留着唐朝的风格，连日本的京都也是仿照长安城建造的。那时，医学交流也十分密切。日本文武天皇公元 701 年颁发《大宝律令》，其中医事制度都以唐制为模板：由针博士专职掌管针刺教学，针师实施针刺操作治疗，针生在两者指导下从事针灸专科学习。针生的课程学习规定为七年制，学制之长与现代的高等医学教育有点类似。课程设置要阅读大量的中医经典著作，并有严格的考试制度。若九年后不能通过考试，则予黜退，学成之优秀者则予晋升为官。医官的地位相当高，针师相当于进士。

最值得一提的是唐朝著名高僧鉴真大师，从公元 742 年起，历经千辛万苦，经历 12 年的努力，终于在公元 753 年第六次东渡日本成功（届时已66 岁），受到日本举国上下热烈欢迎，为中日文化交流谱写了不朽的篇章。他在讲经传道宣讲佛教戒律的同时，也传授了建筑、雕塑、绘画、中医针灸等方面的知识。鉴真虽因第五次东渡（公元 748 年）失败而双目失明，但他精通中医药，仍可凭嗅觉分辨药物，为日本医学的繁荣发展做出了重要贡献。至今由他亲自指导兴建的奈良古城内的唐招提寺以及日本学生为他竖立的塑像（为日本国宝级文物），就是美好历史的见证。

在此以后，日本出现丹波康赖、菅原尾成、下道门健、丹波忠明等著名医家相继担任针博士，针灸学在日本历史上呈现蓬勃繁荣的局面。例如丹波康赖在公元984年撰写《医心方》三十卷，内容融合了中国历代医典及自己的心得体会。有趣的是，在东京博物馆还陈列着一个针灸铜人，由于历史资料残缺，铜人是中国传入还是日本仿制，"出身不明"，但也由此反映日本针灸深受中国影响。

到了近代日本德州幕府时期，京都的御园中渠于公元1764年以针灸专家的身份进爵四品，足见地位之高。当时日本产生了近70种针灸学专著，著书立说十分活跃，直到明治维新之后，日本政府下令全面采用西医作为正统，将"汉方医学"排斥在正规教育之外，只允许针灸师把针灸作为民间疗法有限制地加以使用。尽管如此，针灸疗法在日本国内已经扎根。一批针灸专家及西医学者中的有识之士，继续进行针刺研究。这也为20世纪70年代后针灸走向世界打下了有益的基础。日本的鹿儿岛有一所"鹿儿岛针灸学校"，至今已有百余年的历史。

｜ 在东南亚的印记 ｜

中国的近代史表明，东南亚地区是我国南方诸省向海外移民的主要地域，在福建及两广地区，"下南洋"已有着悠久的历史。除了商贸、民俗等交流，也传播了中医中药。就地理特点而言，东南亚地区湿度高，温度高，衣着少，身体表面暴露也较多，因此相比之下也便于使用针灸治疗。由于东南亚各国如越南、泰国、马来西亚、新加坡、菲律宾、印度尼西亚等，民族差别大，宗教信仰不同，有佛教、基督教、伊斯兰教等，加上原先西方列强如英、法、荷等在东南亚都有各自的势力范围，因而文化背景及风俗习惯变异较大。受到西医的影响，中医药在很长时间内无法进入这些国家的主流医学体系，但这些地区华侨人数较多，中医药仍然普遍受到老百姓的欢迎。越南情况有所不同，在历史上如同朝鲜一样，与中国关系十分密切，越南传统医学的发展也受到中医文化的影响。直至今日，越南还在较大的范围内开展针刺麻醉。相比之下，越南比其他东南亚国家在这方面的根基较深。

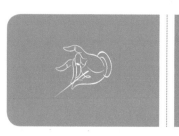

针 灸 西 传

早在 16 世纪，中医就为西方所了解，尤其是针灸。18 世纪、19 世纪之交，针灸在欧洲曾风靡一时，但在接下来的一个多世纪里，由于近代生物、化学、西医学的兴起，中医在西方受到了冷落。而今，又在悄然兴起。

最早的播火者

据文献记载，中国和西方的交往可追溯到西汉张骞出使西域（公元前 138 年），民间包括商业的往来更早，当时的商贸活动发展总是伴随着文化（包括医学）交流而进行的。在西方现知记载针刺的最早材料来自旁特（*Dane Jacob Bondt*）。旁特在担任荷兰东印度公司驻巴达维亚外科医生时，通过当地的中国医生和日本医生接触到了针刺。他在 1658 年出版的《东印度的自然及医药史》一书中，谈到了他目睹针刺治病的情景。真正向欧洲系统介绍针刺疗法的是荷兰人赖尼（*William ten Rhyne*）和德国人甘弗（*Engelbert Kampfer*）。赖尼和甘弗都是东印度公司的医生，前者于 1674 年到日本留居 2 年，后者于 1690 年到日本留居 3 年。在日本期间他们都接触到了针刺，并将其介绍到了欧洲。赖尼于 1683 年在伦敦出版了《论针刺术》一书，这是西方第一部系统介绍针刺的专著。此后曾在荷兰驻日本使馆任职的甘弗回到欧洲后，又对针刺作了更为详细的介绍，特别强调了针刺对于治疗疼痛性疾病的作用。可惜的是，赖尼和甘弗对针刺的介绍并没有引起欧洲医学界的重视，直到 100 多年以后，欧洲人才开始使用针刺治疗疾病。1823 年英国著名医学杂志《柳叶刀》（*lancet*）第一期中提及了针刺疗法。

据记载，第一位临床应用针刺的欧洲医生是伯里奥兹，时间是 1841 年。在他的影响下，许多医生也开始在临床上使用针刺疗法，并对其安全性进行实验。就地域来讲，应用最广泛的是法国和英国，这显然与这两个国家当时开放的学术氛围及活跃的学术思潮有密切的联系。据 19 世纪英法等国的医学百科全书和医学杂志报道，针刺当时被用以治疗各种疾病。在当时所报道的许多针刺治疗的病例中，治疗最多最有效的是肌肉风湿病和腰痛。

针刺自 17 世纪中叶传入欧洲后，经过一个多世纪的努力，才逐渐为西方医学界所接受。但是，由于一些医生急功近利，对针刺的疗效作不切实际的夸大，最终导致针刺的滥用，不久便因实际疗效的差强人意而遭冷落。

在美国，最早的针刺文献见于 1836 年《波士顿内科学和外科学杂志》。1920 年以后，再也没有美国医生使用针刺疗法，由于那时美国整顿医学教育，同时清除了不被正式承认的针刺疗法。

法国成为中心

在欧美诸国，法国当之无愧是传播中国针灸的中心。早在 18 世纪初，一批在华开办教会医院的传教士便将中国的传统医学带回了法国。19 世纪初，法国已经开始用中国的针刺疗法治疗有关疾病的试验。

公元 1810 年，医学博士路易·白利屋兹（*Louis Beniouzh*）在从事针灸疗法的学习、运用和研究过程中，首先提出了在针上加电流治疗的设想。1825 年，另一位医学博士萨朗迪（*Sanandier*）正式利用最早的电针机治疗多种神经痛和风湿性关节炎，开创了针灸医学领域电针疗法的先河。

针灸医学在法国的不断发展，与一位法国外交官莫兰特（*Soulie Morantc*）弃政从医的传奇佳话有关。1901 年起，莫兰特先生就任法国驻中国北京公使馆职员。后来，北京流行霍乱病，每天都有大批病例，情况十分严重。北京天主教会在法国公使馆附近设立了临时医院，在使馆外也开设了一家医院，雇请中国医生用针灸求医治病，结果治愈率高达 80% 以上，疗效惊人，远远胜于公使馆区临时医院的洋大夫，这使莫兰特感到不可思议。于是，他通过法国主教参观了这家医院，并目睹了针灸治霍乱的经过和神奇疗效。出于强烈的好奇心，他主动与中国医生交谈，求教针灸。而后，自己也学着为其他霍乱患者进行针刺治疗，果然收效甚佳。从那以后，他同中国医生交朋友，进一步求教针灸。之后，他在法国驻广州、昆明、上海等领事馆领事期间，继续虚心向当地的针灸专家求教，直到 1929 年回国，其间近 20 年，从未中断。莫兰特回国后，任法国外交部亚洲司司长，每星期利用业余时间为患者治疗。莫兰特在法国医学界名声大振，他辞去了外交官职务，专门从事针灸医疗工作。除了为患者治疗之外，还著书立说，结合法国的国情和医疗实践，编著了《金针疗法》一书。莫兰特先生弃政从医，对针灸在法国的传播起到了巨大的推动作用。

1952 年，法国卫生部正式承认针灸作为一种综合性治疗手段存在于法国医界，只有正式的合格医生才有实施针灸疗法的法律权力。从此，针灸疗法结束了半个世纪以来一直作为一种辅助医疗的不公平待遇，而被纳入正规医疗方法的范围。从那以后，有些大医院陆续开设了针灸科。一些私人针灸诊所也相继出现在法国大小城市的街头。在法国的近 20 万医生队伍中，大约有 2 万的人从事针灸医疗工作。

针灸医学在法国的发展，还应特别谈及耳针疗法。20 世纪 50 年代初期，法国医学博士诺杰（Nogier）经过数年潜心研究，结合临床观察，初步形成了耳针新疗法的概念。1956 年，诺杰首先在法国的一个学术会议上宣读了他的论文，第二年将其论文公开发表于《针灸杂志》上。从此，一种新的针灸疗法——耳针疗法便应运而生，这是法国对针灸医学的又一重大发明和杰出贡献。

法国政府和医学界十分注重针灸医学的教育和对针灸专门人才的业务培养及技术提高。早在 20 世纪四五十年代，法国就先后成立了各种学术组织，创办专业学术交流杂志。1985 年，法国卫生部就针灸医学教育的有关问题成立了专门研究委员会，重点研讨如何培养适应社会的高技术水准的针灸医师计划。开展正规针灸医学教育被提上日程，先后开办了针灸专门学校，一些大学的医学部也相应开设了针灸课程。针灸教育一般为三年制，要理论联系实践，学以致用，还要撰写毕业论文，通过严格的考试，成绩合格后方可成为针灸医师。

俄罗斯的贡献

1828 年，俄罗斯朵萨鲁夫斯基率先把针刺介绍到俄国，但当时未能受到重视和关注。1848 年，华扬斯曼斯基在苏联介绍了中国和日本的针灸情况，引起学术界的关注。新中国建立后，1956 年苏联派出在中国进行短期参观学习针灸的代表团，又组织一批人员在华专门学习针灸两年。1959 年苏联卫生部颁布《针灸应用条例》，在国内广泛推行，并对针灸研究分地区进行了较严密的分工：高尔基城负责针灸临床研究；喀山负责针灸与神经病学关系的讲授；列宁格勒开展针灸疗法的实验研究；莫斯科承担反射疗法的实验研究，并举办针灸学的系统讲座。后来还定期举行年会学术交流。到 60 年代时，因受到中苏政治论战的干扰而暂停。70 年代以后又重新恢复应用和研究，还恢复了针灸学术年会交流。

关于针灸作用的原理，苏联学者从神经反射机制的角度进行了深入的研究。他们认为针灸疗法是一种穴位反射疗法，中医概念的"穴位"实际上是皮肤、肌腱、血管及内脏之间的结缔组织内的神经感受器，而中医概念的"经络"可能是结缔组织内的神经、神经/肌肉、神经/血管等纤维。这对针灸的研究也起到很好的推动作用。根据反射疗法的研究，苏联学者将针刺技术扩大用于运动员抗疲劳、航天员因失重引起的各种不适感等。

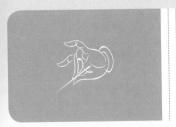

全球 "针灸热"

| 再次登上世界舞台 |

新中国成立后，贯彻执行了中西医并重、中西医结合的医学发展方针，针灸学等传统医学获得了迅速发展，但是由于当时的国际环境所限，针刺研究与西方医学界的交流基本上处于停滞状态。针刺疗法从中国走向世界的 "破冰" 之举，则是 1971 年中国宣布用针刺代替麻醉药物开展外科手术（针刺麻醉）取得成功，以及美国基辛格博士秘密访华后周恩来总理公开邀请尼克松总统访华这两件大事。

历史就有这样的巧合，这两件大事都发生在 1971 年 7 月，那时新华社向世界发布我国针刺麻醉取得成功的消息，而由于长期的隔裂，西方对中医针灸缺乏基本了解，因此对针刺产生强烈的好奇心甚至怀疑，这是很自然的。尼克松访华的政治决断同时拉开了中美文化（包括医学）交流的大幕。因此，在从 1971 年 7 月尼克松决定访华、1972 年 2 月访问北京和上海直至以后相当长的时间内，在美国出现了 "中国热"，其中当然也包括美国各界人士对中国针刺研究的好奇和关注。

这里要提及的是美国《纽约时报》资深记者詹姆斯·赖斯顿的一个真

实故事。1971 年 7 月，赖斯顿在华采访期间因患急性阑尾炎而在北京住院手术。术后因腹部严重不适（常规药物麻醉时经常出现的不良反应）而接受 20 分钟的针灸治疗，取得良效。出于记者的职业敏感，他在 7 月 26 日《纽约时报》头版及第 6 版，以自己的亲身经历发表了长篇记叙文章《现在让我告诉你们我在北京的手术》，率先向美国公众作了有关中国针灸的客观报道。一名国际知名的大记者，他的介绍对于促进美国人民了解针灸有很大的推动作用。

1972 年 2 月，美国总统尼克松正式访华。尼克松的随行人员在黑格将军带领下，参观针刺麻醉下肺切除手术，美方记者对此作了详细报道，尼克松的随行人员回国时，还带回了中国的人体针灸穴位模型。从那时起，美国的针灸诊所陆续开张，针灸医师团体及针灸教学单位陆续成立。1973 年美国内华达州在国内各州中率先立法，承认中医针灸的地位。当时香港的名中医陆易公亲赴该州作了 3 个星期的示范医治，疗效卓著，毫无争议。州众议院（同意 30 票，反对 1 票，另 1 票缺席）和州参议院（同意 20 票，反对 0 票）一致通过，创造了该州通过立法议案时绝对高票的纪录，并为美国其他各州批准针灸用于治病做出了良好的榜样。后来，陆易公医师被授衔为"内华达州东方医学之父"，成为中国针灸师在美国创业的典范。

据 1998 年著名美国医学杂志 JAMA（*the Journal of the American Medical Association*）的一篇调查报告介绍，美国公众使用以针刺作为主要内容之一的替代医学疗法的人数，从 1990 年的 4.27 亿人次增加到 1997 年的 6.29 亿人次，已经超过使用主流医学的人次（1990 年为 3.88 亿人次，1997 年为 3.86 亿人次）。这篇文章还介绍说，在西方使用替代医学治疗的人口比例，丹麦为 10%，芬兰为 33%，澳大利亚为 49%，加拿大为 15%，其他欧洲国家包括英国也都有较高的比例（尽管各国的计算口径还不尽一致）。

　　总之，针刺疗法及针刺研究是中国真正对西方科学技术产生一定影响的少数领域之一，成为中国传统医学逐步走向世界的先锋。1996 年美国《时代周刊》出版"医学前沿（*the frontiers of medicine*）"专刊，已将替代疗法作为医学前沿十大内容之一（其他还有癌症、基因治疗、衰老、中风、艾滋病、生殖、器官移植、精神疾患等），而替代疗法这一章节的首页彩照即为美国人接受针刺治疗，标题是《替代疗法向主流挑战》，预示着替代疗法的发展前景。目前针刺疗法正在逐渐走向全世界，已有近 150 个国家和地区正在使用，还被一些发达国家纳入医疗保险体系。中医针灸也成为继中国餐饮之后海外华人赖以谋生的第二大"海外民族工业"。20 世纪 70 年代全美只有数百名中医针灸师，而现在已超过了 1.2 万名。

｜ 迈向现代医学的殿堂 ｜

　　针刺研究的世界性影响，首先当属前文提及的中国针刺麻醉的成功在当时产生的轰动效应。以下一系列事件则表明，源于中国的针刺疗法已经"堂堂正正"地迈向现代医学的大殿堂。

　　首先，世界卫生组织（WHO）一直高度关注着中国针刺疗法走向全世界的进程。早在 1979 年，WHO 就正式向全世界推荐针刺疗法，提出了适合应用针刺进行治疗的 43 种疾病的名单。在 80 年代，又组织包括中国专家在内的世界各国专家，制定了穴位命名的标准化方案（由英语单词缩写、汉字及拼音字母等复合编号组成）。还在中国、越南等国设立了多个 WHO 传统医学合作中心，开展针刺临床研究、机理探讨及人才培训工作，上海就有两个开展传统医学包括针刺研究的 WHO 合作中心。1994 年，又提出了推广针刺临床规范化研究的指南。1999 年在北京主持召开了《传统医学与现代医学整合》的专题讨论会，强调推广针刺疗法一定要建立在坚实的科学基础之上。

其次，随着针刺疗法逐步走向全世界，各国的针灸学术团体不断涌现，国际学术交流不断加强。早在1965年，一些国家已开始举行国际性针灸学术会议。当时的第一次国际针灸学术大会由日本主办，有20多个国家和地区的代表参加，以后每四年召开一次。1969年的第二次国际针灸学术大会在法国召开，有27个国家和地区的共300余名代表出席。1973年在韩国召开，后又改为两年召开一次，分别在美国（1975年）、日本（1977年）、法国（1979年中国首次派代表参加）召开。1987年，在WHO的帮助下，世界针灸学会联合会在北京成立，总部位于北京，像这样总部常设在北京的世界性学术团体，至今也是极少数。多年来，世界针联成为团结世界各国针灸学术力量的核心，多次在北京及世界各地举行世界性学术大会，有力地推进了针刺疗法在世界上的逐步普及和发展。1999年，世界针联又与WHO建立正式关系，成为WHO联系的一个非政府的世界性民间团体。

再次，众所周知，美国国立卫生研究院（NIH）是在全世界享有盛誉的美国联邦政府的医学权威机构。面对美国国内日益发展的替代疗法势头，1992年起NIH内设立了替代医学办公室，并在美国国内的一些著名大学及研究机构中有组织地建立了一批研究中心，设立专项基金予以资助。1997年NIH在总部召开针刺疗法听证会，有23名专家在NIH大礼堂作专题报告，听众约1千人。我国韩济生院士介绍了针刺镇痛原理研究，俞瑾教授介绍了针刺治疗女性生殖系统疾病的临床及机理研究，曹小定教授介绍了针刺改善机体免疫功能抑制的实验研究及临床验证，他们的报告得到大会的高度评价。大会最后通过结论性报告，明确指出针刺疗法对一些疾病确有疗效，不良反应极少，可以应用。报告还指出，针刺疗法目前不被人们普遍接受的原因是尚缺乏高质量的临床疗效的对比资料，以及还需要作进一步的理论研究，这也为针灸应用与研究今后的工作指明了方向。这是美国历史上第一次由权威性医学机构对源于中国的针刺疗法所作的肯定，在美国国内外产生了很大的影响。之后，英国积极开展整合替代医学（*complementary and alternative medicine*）的呼声也日益高涨，2001 年在英国伦敦召开了由查尔斯王子发起的整合医学学术会议，主题是"替代医学能否被整合入主流医学"。总之，发展整合医学（或替代医学）已经成为世界潮流。

｜ 前景无限 ｜

如果从 20 世纪 70 年代起计算，仅仅 30 年左右的时间，针刺疗法就能以如此规模走出国门，驰骋世界，以至于世界性的"针灸热"持续不断。美、英、法、德等西方发达国家的文化背景与东方的中华文化差异甚大，他们原来对针刺疗法基本一无所知，一开始甚至抱着高度怀疑的态度，但如今已能得到政府承认，公众相信，这实在是中华文化影响世界的又一个奇迹。

分析创造这一奇迹的原因，首先是针刺疗法等传统医学疗法千百年来在中华大地千锤百炼，形成了疗效确切的鲜明特色。医学是一门实践性很强的科学，针刺既然能为中华民族的繁衍昌盛做出贡献，当然也能为全世界所用。加上针刺疗法简便、安全，只要经过合格的培训，遵循操作规程，一般均能产生不同程度的效果，极少有不良反应。而当今世界上由于滥用化学药物而产生的严重不良反应以及资源浪费，已被公众广泛认识，期盼安全有效的非药物疗法的呼声越来越高。因此，针刺疗法获得世界性的承认，这是顺理成章的事。

其次，针刺疗法确有科学基础。早在 20 世纪六七十年代我国开展大规模的针刺麻醉临床研究之时，周恩来总理就强调针刺研究一定要抓好原理研究。他指出，如果道理说不清，外国人就不相信，不敢用。周总理还在接见外宾时深情地说："你们也可以研究，如果你们先研究出来，我们也高兴，但我总希望我们中国能首先研究出来。"我国广大科学工作者没有辜负周总理的期望，在针刺原理研究方面交出了一份出色的答卷。针刺镇痛的神经生理学机制研究表明，针刺信息能在中枢各级水平对抗疼痛信息，从而产生强有力的调整作用，激活中枢痛觉调制系统而实现镇痛。针刺镇痛的神经化学机制揭示了阿片肽（包括脑啡肽、β-内啡肽、强啡肽等）、其他一些神经肽及经典神经递质都是实现针刺镇痛的化学物质基础。因此，针刺原理研究也推动和促进了我国神经科学的迅速发展。这方面的许多科学实验也能在国外实验室得到印证，为世界所承认。张香桐院士等还赢得了许多国家给予的荣誉。2003 年，韩济生院士一篇有关针刺研究的综述，在国际神经科学领域的顶级综述类杂志 TINS 上刊出。正是因为多年来深入开展的基础理论研究，为针刺疗法走向世界打下了坚实的基础，这也是基础理论研究促进临床发展的实例之一。因此，也可以认为，针刺原理研究已经在中西医理论结合方面迈出了历史性的一步。

再次，针刺疗法能走向世界，是我国中西医并重、中西医结合方针的胜利。新中国成立后，我国高度重视中医事业的发展，采取了继承和发展相结合的方针。针刺麻醉作为医学方面的一项原创性成果，得益于一批西医认真学习针刺技术，将针刺用于术后镇痛取得良效的实践，大胆改革，将针刺用于术前诱导及术中镇痛。小小的针具竟能对抗手术创伤引起的剧烈疼痛，这又极大地鼓舞了我国临床及机理研究工作者深入探索。因此，从针刺麻醉到针刺治病，从临床研究到机制探讨，从多种新技术到各种新仪器，针刺研究在不断的探索中得到全面的发展。俗话说，根深才能叶茂。我国在针刺研究领域的深度和广度方面，总体上一直保持着世界领先的地位，在世界范围内具有显著的感召力。多年来，我国在这方面培养和培训了大批的国外留学生和进修生，他们回国后能较熟练地应用针刺疗法治疗病痛，从而扩大了针刺疗法的世界性影响。

总之，针灸将在走向世界的过程中，接受各种不同文化的检阅，从而不断地获得发展和自我完善，针灸学又一次成为博大精深的中医学乃至中华文化传向全球的重要载体。

图书在版编目（CIP）数据

神针妙灸 / 葛林宝，陈春艳编著 . —上海：上海科学普及出版社，2018
（科普新说丛书 / 杨建荣主编）
ISBN 978-7-5427-7290-9

Ⅰ. ①神… Ⅱ. ①葛… ②陈… Ⅲ. ①针灸疗法-普及读物 Ⅳ. ①R245-49

中国版本图书馆 CIP 数据核字（2018）第 159628 号

策划统筹	蒋惠雍
责任编辑	俞柳柳
审　校	陈雪堂　孙　莉
助理编辑	陈星星
图片提供	谭　丽　张英杰
装帧设计	王培琴
技术服务	曹　震

神针妙灸

葛林宝　陈春艳　编著

上海科学普及出版社出版发行

（上海中山北路832号　邮政编码200070）

http://www.pspsh.com

各地新华书店经销　　苏州市越洋印刷有限公司印刷
开本 710×1 000　1/16　　印张 13.875　　字数 185 000
2018年8月第1版　　2018年8月第1次印刷

ISBN 978-7-5427-7290-9
定价：48.00元

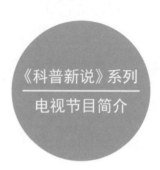

《科普新说》系列

电视节目简介

  《科普新说》是贯彻《全民科学素质行动计划纲要》，为电视台设立科普栏目提供内容而打造的国内首档大型电视科普系列节目。主要有纪录片式、讲坛式和动画短片式等类型，其中多样化的科学知识经过众多科学家及科技人员的努力，已经变成了脍炙人口、言简意赅的科学新说。希望用最简单有效的方法普及科学知识，惠及百姓民生，真正达到科学让生活更美好的境界。

上海市科学技术协会

上海科技发展基金会   特约出版

《神针妙灸》
视频二维码

打开微信扫一扫
同步视频轻松看